Neue Versorgungsformen
Gesetzliche Grundlagen und steuerrechtliche Regelungen
(Materialsammlung)

zusammengestellt von
RA'in Susanne Renzewitz und WP/StB Ralf Klaßmann

1. Auflage, Oktober 2008

© Baumann Fachverlage GmbH & Co. KG
E.-C.-Baumann-Straße 5, 95326 Kulmbach
Das Werk einschließlich seiner Teile ist urheberrechtlich geschützt.
Jede Verwertung außerhalb der engen Grenzen des Urheberrechtes
ist ohne Zustimmung des Verlages unzulässig und strafbar.
Dies gilt insbesondere für Vervielfältigungen, Übersetzungen und
Verarbeitung in elektronischen Medien.
1. Auflage – Oktober 2008
Mehr zum Programm unter: ku-gesundheitsmanagement.de
Druck: creo Druck & Medienservice GmbH, Bamberg

ISBN: 978-3-938610-72-5

Inhaltsverzeichnis

Einleitung 5

I. Schnellübersicht 11

II. Modellvorhaben §§ 63-65 SGB V 12
    A. Überblick 12
    B. Zentrale gesetzliche Regelungen 14
        1. Vorschriften aus dem SGB V 14
        2. Vorschriften aus dem KHEntgG 19
        3. Vorschriften aus der BPflV 20
    C. Zentrale steuerrechtliche Regelungen 21

III. Strukturverträge § 73a SGB V 23
    A. Überblick 23
    B. Zentrale gesetzliche Regelungen 24

IV. Hausarztzentrierte Versorgung § 73b SGB V 26
    A. Überblick 26
    B. Zentrale gesetzliche Regelungen 28
        1. Vorschriften aus dem SGB V 28
        2. Vorschriften aus dem ApoG 33
    C. Zentrale steuerrechtliche Regelungen 35

V. Besondere ambulante ärztliche Versorgung § 73c SGB V 39
    A. Überblick 39
    B. Zentrale gesetzliche Regelungen 40
        1. Vorschriften aus dem SGB V 40
        2. Vorschriften aus dem ApoG 45
    C. Zentrale steuerrechtliche Regelungen 46

VI. Medizinisches Versorgungszentrum § 95 SGB V 51
    A. Überblick 51
    B. Zentrale gesetzliche Regelungen 52
        1. Vorschriften aus dem SGB V 52
        2. Vorschriften aus der Ärzte-ZV 63
        3. Regelungen aus dem BMV-Ä und EKV 68
    C. Zentrale steuerrechtliche Regelungen 74
        1. Vorschriften aus dem Regierungsentwurf JStG 2009 vom 18.06.2008 74
        2. Veröffentlichungen der Finanzbehörden 76
    D. Sonstige Rechtsbereiche 82

VII. Ambulante Behandlung im Krankenhaus § 116b Abs. 2 SGB V ... 83
A. Überblick ... 83
B. Zentrale gesetzliche Regelungen ... 85
  1. Vorschriften aus dem SGB V ... 85
  2. Vorschriften aus dem ApoG ... 93
  3. Regelungen aus der GBA-Richtlinie über die ambulante Behandlung im Krankenhaus nach § 116b SGB V ... 94
  4. Beschlüsse des GBA zur Richtlinie § 116b SGB V (Übersicht) ... 99
C. Sonstige Rechtsbereiche ... 102

VIII. Strukturierte Behandlungsprogramme (DMP) §§ 137f - g SGB V ... 103
A. Überblick ... 103
B. Zentrale gesetzliche Regelungen ... 105
  1. Vorschriften aus dem SGB V ... 105
  2. Vorschriften aus der RSAV ... 111
  3. Änderungsverordnungen zur RSAV (Übersicht) ... 119
  4. Vorschriften aus der BPflV ... 121
C. Sonstige Rechtsbereiche ... 122

IX. Integrierte Versorgung §§ 140a ff. SGB V ... 123
A. Überblick ... 123
B. Zentrale gesetzliche Regelungen ... 125
  1. Vorschriften aus dem SGB V ... 125
  2. Vorschriften aus dem SGB XI ... 133
  3. Vorschriften aus dem KHEntgG ... 136
  4. Vorschriften aus der BPflV ... 136
  5. Vorschriften aus dem ApoG ... 137
C. Zentrale steuerrechtliche Regelungen ... 139
  1. Vorschriften aus dem Regierungsentwurf JStG 2009 vom 18.06.2008 ... 139
  2. Veröffentlichungen der Finanzbehörden ... 141
D. Sonstige Rechtsbereiche ... 147

X. Auszug aus den Gesetzesbegründungen ... 149

XI. Register der Gesetze und Verordnungen ... 165

XII. Verzeichnis der Bearbeiter ... 167

Einleitung

Die Förderung des Wettbewerbs zwischen verschiedenen Versorgungsformen ist eines der zentralen Ziele der Gesundheitspolitik. In den letzten zehn Jahren haben hierzu zahlreiche Regelungen Eingang in das Fünfte Buch Sozialgesetzbuch (SGB V) gefunden.

Erste Ansätze „Neuer Versorgungsformen" beinhaltete im Jahr 1997 das „Zweite Gesetz zur Neuordnung von Selbstverwaltung und Eigenverantwortung in der gesetzlichen Krankenversicherung (2. GKV-Neuordnungsgesetz – 2. GKV-NOG)" mit der Einführung von Modellvorhaben (§§ 63 bis 65 SGB V) und Strukturverträgen (§ 73a SGB V). Neben der Regelversorgung sollten neue Versorgungsmodelle die starre Trennung der ambulanten und stationären Leistungsbereiche durchbrechen. Hieran war die Erwartung geknüpft, die Versorgung der Versicherten durch den Abbau von Über-, Unter- und Fehlversorgung zu verbessern sowie Kosteneinsparungen durch einen effizienteren Mitteleinsatz zu realisieren. Aufbauend darauf wurden mit dem „Gesetz zur Reform des Risikostrukturausgleichs in der gesetzlichen Krankenversicherung" im Jahre 2002 die Voraussetzungen für strukturierte Behandlungsprogramme (DMP) geschaffen.

Im Zuge der Einführung der integrierten Versorgung mit dem „Gesetz zur Reform der gesetzlichen Krankenversicherung ab dem Jahr 2000 (GKV-Gesundheitsreform 2000)" entwickelte sich der Begriff „Neue Versorgungsformen". Prägend wurde er seit dem „Gesetz zur Modernisierung der gesetzlichen Krankenversicherung (GKV-Modernisierungsgesetz – GMG)", das schwerpunktmäßig eine Weiterentwicklung der Versorgungsstrukturen beinhaltete. So wurden durch das GMG die gesetzlichen Grundlagen für hausarztzentrierte Versorgungsmodelle (§ 73b SGB V), weitere ambulante Behandlungsmöglichkeiten der Krankenhäuser (§ 116b SGB V) und Medizinische Versorgungszentren (§ 95 SGB V) geschaffen.

Am 1. Januar 2007 ist das „Gesetz zur Änderung des Vertragsarztrechts (Vertragsarztrechtsänderungsgesetz – VÄndG)" in Kraft getreten. Zentraler Inhalt des Gesetzes ist die Flexibilisierung der ärztlichen Berufsausübung, wodurch auch die Gestaltungsmöglichkeiten „Neuer Versorgungsformen" erweitert werden. Die Anschubfinanzierung für Verträge zur integrierten Versorgung ist um zwei Jahre bis zum 31.12.2008 verlängert worden. Schließlich erfolgten Änderungen für Medizinische Versorgungszentren.

Mit dem „Gesetz zur Stärkung des Wettbewerbs in der gesetzlichen Krankenversicherung (GKV-Wettbewerbsstärkungsgesetz – GKV-WSG)" soll der Wettbewerb durch größere Vertragsfreiheit intensiviert werden. Das Wettbewerbsfeld der Einzelverträge wird um Verträge über besondere ambulante ärztliche Versorgungskonzepte erweitert (§ 73c SGB V). Die Pflege wird in die integrierte Versorgung eingebunden. Die Umsetzung der ambulanten Behandlungsmöglichkeiten der Krankenhäuser im Rahmen des § 116b SGB V soll durch ein Zulassungsverfahren gefördert werden.

Der wachsenden Bedeutung der Pflege im Rahmen sektorübergreifender Versorgungsmodelle trägt auch das am 1. Juli 2008 in Kraft getretene „Gesetz zur strukturellen Weiterentwicklung der Pflegeversicherung (Pflege-Weiterentwicklungsgesetz – PfWG)" Rechnung. Es sieht zur Verbesserung der medizinischen Versorgung in Pflegeheimen unter anderem die Förderung von Kooperationen zwischen Pflegeeinrichtungen und niedergelassenen Ärzten vor. Ist die Einigung auf einen Kooperationsvertrag nicht möglich, können Pflegeeinrichtungen über Ermächtigungen und angestellte Ärzte an der vertragsärztlichen Versorgung teilnehmen. Im Rahmen des Gesetzes wurde auch § 116b SGB V um die Berechtigung zur Verordnung von Arznei-, Heil- und Hilfsmitteln durch das Krankenhaus ergänzt.
Sowohl die wachsende Zahl der Medizinischen Versorgungszentren als auch der integrierten Versorgungsverträge zeigt, dass „Neue Versorgungsformen" ein wichtiges strategisches Instrument sind, um sich im Wettbewerb zu positionieren.

Es ist zu erwarten, dass die beabsichtigte Einführung des Gesundheitsfonds und das Angebot von Wahltarifen der Krankenkassen den „Neuen Versorgungsformen" zusätzliche Dynamik verleihen werden. Mit dem GKV-WSG sollen Versicherte durch besondere Tarife der Krankenkassen motiviert werden, an besonderen Versorgungsformen teilzunehmen.
Nach § 53 Abs. 3 SGB V sind dies Modellvorhaben, Hausarztprogramme, Formen der besonderen ambulanten ärztlichen Versorgung, Disease-Management-Programme und integrierter Versorgungsangebote.

Einleitung

(Übersicht vorgenannter Reformgesetze)

2. NOG	Gesundheitsreform 2000	RSA-Reform Gesetz	GMG	VÄndG	GKV-WSG	PfWG
01.07.1997	01.01.2000	01.01.2002	01.01.2004	01.01.2007	01.04.2007	01.07.2008
Modellvorhaben §§ 63-65 SGB V;	Integrierte Versorgung § 140 a-h SGB V	DMP §§ 137 f, 137 g SGB V	hausarztzentrierte Versorgung § 73 b SGB V;	Flexibilisierung des ärztlichen Berufsrechts Ärzte-ZV	besondere ambulante ärztliche Versorgung § 73 c SGB V;	Kooperation zwischen Pflegeeinrichtung und Ärzten; § 119 b SGB V
Strukturverträge § 73 a SGB V			MVZ § 95 SGB V;	Verlängerung Anschubfinanzierung § 140 d SGB V	Neufassung § 116 b Abs. 2 SGB V	Berechtigung zur Verordnung von Arznei-, Heil- und Hilfsmitteln § 116 b Abs. 6 SGB V
			ambulante Behandlung im Krankenhaus § 116 b SGB V	Änderungen für MVZ	§ 53 SGB V (neu)	Kooperation mit Pflegestützpunkten § 92 c SGB XI
					Pflege als Vertragspartner § 140 b SGB V, § 92 b SGB XI	

Neue Versorgungsformen

Rechtliche und steuerliche Grundlagen

Der Aufbau und die Umsetzung „Neuer Versorgungsformen" verlangen von den Beteiligten nicht nur eine hohe Kooperationsbereitschaft, sondern insbesondere auch eine sorgfältige und umfassende strategische Planung. Hierzu ist die Kenntnis der für die einzelnen „Neuen Versorgungsformen" relevanten gesetzlichen Regelungen unerlässlich. Angesichts der zahlreichen Reformen und der komplexen Vorschriften und Rahmenbedingungen besteht leicht die Gefahr, die Übersicht zu verlieren. Allein im Fünften Buch Sozialgesetzbuch (SGB V) finden sich an unterschiedlichen Stellen Regelungen zu „Neuen Versorgungsformen" sowie Verweise auf andere Gesetze, untergesetzliche Regelungen und Verträge.

Neben den Regelungen des SGB V sind bei vielen „Neuen Versorgungsformen" die Vorschriften anderer Rechtsbereiche bei der Ausgestaltung der Verträge zu beachten. Relevant sind hier vor allem das Gesellschaftsrecht, Arbeitsrecht, Krankenhausrecht und das ärztliche Berufsrecht.

Fragen der steuerrechtlichen Bewertung bzw. Einordnung der Organisationsformen und Leistungsbeziehungen im Rahmen „Neuer Versorgungsformen" gewinnen zunehmend an Bedeutung. Spezielle gesetzliche Regelungen existieren derzeit im Steuerrecht noch nicht. Dies gilt für alle relevanten Steuerarten (insbesondere Körperschaftsteuer, Gewerbesteuer, Umsatzsteuer, Grundsteuer, Grunderwerbsteuer, Erbschaft- und Schenkungsteuer).

Bei der steuerlichen Beurteilung der einzelnen „Neuen Versorgungsformen" sind daher die allgemeinen Bestimmungen des Steuerrechts heranzuziehen. Dies ist in der Praxis mit teilweise erheblichen Schwierigkeiten verbunden, weil die allgemeinen steuerlichen Bestimmungen für den ambulanten Bereich (niedergelassene Ärzte, Gemeinschaftspraxen, Belegärzte, Chefärzte mit Liquidationsrecht) bzw. für den stationären Bereich (Krankenhäuser, Diagnosekliniken, andere Einrichtungen ärztlicher Heilbehandlung, Diagnostik oder Befunderhebung, Einrichtungen zur Geburtshilfe) nur schwer auf die „Neuen Versorgungsformen" übertragbar sind.

Einleitung

Teilweise haben einzelne Finanzbehörden, insbesondere das Bundesfinanzministerium zu speziellen Steuerfragen im Zusammenhang mit „Neuen Versorgungsformen" Stellung genommen, allerdings bisher begrenzt auf Medizinische Versorgungszentren (§ 95 SGB V) und auf Modelle der integrierten Versorgung (§ 140a ff SGB V).

Zu den übrigen „Neuen Versorgungsformen" fehlen derzeit nicht nur steuergesetzliche Regelungen, sondern auch Vorgaben bzw. Anwendungsempfehlungen der Finanzbehörden. Rechtsprechung der Finanzgerichte existiert, soweit ersichtlich, bisher ebenfalls noch nicht.

Vor dem Hintergrund, dass Verträge zur hausarztzentrierten Versorgung (§ 73b SGB V) sowie zur besonderen ambulanten ärztlichen Versorgung (§ 73c SGB V) auch mit Managementgesellschaften geschlossen werden können, ist nicht auszuschließen, dass hier die diesbezüglichen Empfehlungen zur integrierten Versorgung möglicherweise entsprechend herangezogen werden. Zudem stellt sich auch im Bereich der hausarztzentrierten Versorgung und der besonderen ambulanten ärztlichen Versorgung für die beteiligten Kooperationsärzte mitunter die Frage nach einer möglichen „gewerblichen Infizierung" ihrer freiberuflichen – und damit gewerbesteuerbefreiten – ärztlichen Tätigkeit.

Mit Wirkung ab dem Jahr 2009 sollen im Bereich der Umsatzsteuer erstmals gesetzliche Grundlagen im Bereich einzelner „Neuer Versorgungsformen" geschaffen werden. Dies sieht der Regierungsentwurf des Jahressteuergesetzes 2009 (JStG 2009) vom 18. Juni 2008 vor. Nach derzeitigem Kenntnisstand ist davon auszugehen, dass der Gesetzgeber die Änderungsvorschläge aufgreift und im Rahmen eines Jahressteuergesetzes 2009 umsetzt. Am 25. September 2008 wird voraussichtlich die 1. Lesung im Deutschen Bundestag stattfinden. Für den 14. November 2008 sind die 2. und die 3. Lesung vorgesehen. Am 19. Dezember 2008 soll der Bundesrat zustimmen, so dass die Gesetzesänderung planmäßig zum 1. Januar 2009 in Kraft treten könnte.

Einleitung

Ziel und Aufbau der Materialsammlung

Ziel dieser Materialsammlung ist es, zentrale gesetzliche und steuerrechtliche Regelungen zu den wesentlichen „Neuen Versorgungsformen" übersichtlich zusammen zu stellen. Berücksichtigung finden dabei die in § 53 Abs. 3 SGB V explizit als „besondere Versorgungsformen" genannten Modellvorhaben, Hausarztprogramme, besondere ambulante ärztliche Versorgungsangebote, Disease-Management-Programme und integrierte Versorgungsformen. Ebenfalls aufgenommen sind Regelungen zu Strukturverträgen, Medizinische Versorgungszentren und für die ambulante Behandlung im Krankenhaus nach § 116b SGB V.
Nicht umfasst sind die vielfältigen organisatorischen und medizinischen Kooperationsmöglichkeiten im weiteren Sinne (z.B.: Ärztenetze oder Krankenhausverbünde) sowie die Möglichkeiten der personellen Verzahnung ambulanter und stationärer Versorgung (z.B.: Belegarzt, Konsiliararzt, etc.).

Zu jeder „Neuen Versorgungsform" erfolgen einleitend ein Überblick und eine kurze systematische Einordnung (Teil A). Im anschließenden Teil B sind die wichtigsten Gesetzestexte zusammengestellt. Die relevanten steuerrechtlichen Regelungen beinhaltet Teil C. Zu einigen „Neuen Versorgungsformen" werden in einem Teil D Hinweise auf sonstige Rechtsbereiche gegeben, die jedoch nicht als abschließend zu verstehen sind.

Einen schnellen Überblick über die hier wiedergegebenen rechtlichen Regelungen ermöglicht die an den Anfang gestellte Tabelle.

Ferner dokumentieren Auszüge aus den Allgemeinen Begründungen der jeweiligen Gesetzentwürfe einschließlich des Regierungsentwurfes zum Jahressteuergesetz 2009 die Erwägungen und Zielsetzungen des Gesetzgebers.

Abgestellt wird auf den Rechtsstand zum 1. September 2008.

I. Schnellübersicht der zentralen rechtlichen Regelungen

Modellvorhaben	SGB V: §§ 63, 64, 65, 53
	KHEntgG: § 4
	BPflV: § 3
Strukturvertrag	SGB V: §§ 73 a, 83
hausarztzentrierte Versorgung	SGB V: §§ 73 b, 129, 295, 53
	ApoG: § 11
besondere ambulante ärztliche Versorgung	SGB V: §§ 73 c, 129, 295, 53
	ApoG: § 11
Medizinisches Versorgungszentrum	SGB V: §§ 95, 103, 72, 311, 95 d, 135 a, 73 b, 73 c, 140 b, 119 b, 76
	Ärzte-ZV: §§ 1, 19 a, 20, 24, 32 b, 33
	BMV-Ärzte: §§ 1, 4, 15 a, 15 b, 15 c, 17
	EKV: §§ 8, 13, 15 a, 15 b, 15 c
hochspezialisierte ambulante Leistungen des Krankenhauses	SGB V: §§ 116 b, 91, 92, 94, 140 b, 129 a, 295, 76,
	ApoG: § 14
	GbA-Richtlinie § 116 b
Disease-Management-Programme	SGB V: §§ 137 f, 137 g, 116 b, 91, 266, 71, 53
	RSAV: §§ 28 b-d
	RSAV-ÄndV
	BPflV: § 6
integrierte Versorgung	SGB V: 140 a-d, 129, 130 a, 295, 53
	SGB XI: §§ 92 b und c
	KHEntgG: § 4
	BPflV: § 6
	ApoG: §§ 11, 14

II. Modellvorhaben §§ 63 - 65 SGB V

A. Überblick

Rechtsgrundlage:	§§ 63 - 65 SGB V
Definition:	Erprobung von Möglichkeiten zur Weiterentwicklung der Verfahrens-, Organisations-, Finanzierungs- und Vergütungsformen der Leistungserbringung – **sog. Strukturmodelle (§ 63 Abs. 1 SGB V)**
	Erprobung von neuen Leistungen zur Verhütung und Früherkennung von Krankheiten sowie zur Krankenbehandlung, die nach den Vorschriften des SGB V oder auf Grund hiernach getroffener Regelungen keine Leistungen der Krankenversicherung sind – **sog. Leistungsmodelle (§ 63 Abs. 2 SGB V)**
	Erprobung von Maßnahmen zur Vermeidung einer unkoordinierten Mehrfachinanspruchnahme von Vertragsärzten **(§ 64 Abs. 4 SGB V)**
Gesetzgebung:	Eingeführt zum 01.07.1997 durch das 2. GKV-NOG
	Geändert zum 01.01.2000 durch die GKV-Gesundheitsreform 2000: Option zum Abschluss von Direktverträgen mit zugelassenen Leistungserbringern
	Anpassungen zum 01.01.2004 durch das GMG
	Änderungen durch das GKV-WSG: Streichung der Option von Rahmenvereinbarungen mit der Kassenärztlichen Bundesvereinigung (§ 64 Abs. 2 SGB V)
	Änderungen durch das PfWG: Einfügung § 63 Abs. 3b und 3c
Systematik:	Vertragssystem mit Möglichkeit zum Abschluss von Einzelverträgen;
	zeitliche Befristung auf maximal 8 bzw. 5 Jahre

Modellvorhaben §§ 63 - 65 SGB V

Voraussetzung:	Vertragsabschluss.
	Ziel und Ausgestaltung der Modellvorhaben sind von den Krankenkassen in ihren Satzungen zu regeln;
	Wissenschaftliche Begleitung und Evaluation gesetzlich vorgeschrieben
Vertragspartner:	Krankenkassen und ihre Verbände mit zugelassenen Leistungserbringern oder Gruppen von Leistungserbringern
	Soweit die ärztliche Behandlung im Rahmen der vertragsärztlichen Versorgung betroffen ist, können Vertragspartner der Krankenkassen nur Vertragsärzte, deren Gemeinschaften oder die Kassenärztlichen Vereinigungen sein.
Vergütung:	Vergütung außerhalb der Gesamtvergütungen/Budgets möglich bei Bereinigung der Vergütungen/Budgets, in denen die vereinbarten Leistungen enthalten sind.
Teilnahme:	Teilnahme der Versicherten und Leistungserbringer ist freiwillig

B. Zentrale gesetzliche Regelungen

1. Vorschriften aus dem SGB V

> Die Wiedergabe der Vorschriften beschränkt sich auf Auszüge unter Berücksichtigung der zum 1. Juli 2008 in Kraft getretenen Änderungen durch das „Gesetz zur Stärkung des Wettbewerbs in der gesetzlichen Krankenversicherung (GKV-Wettbewerbsstärkungsgesetz – GKV-WSG)" vom 26.03.2007 (BGBl. I S. 378) sowie der Änderungen durch das „Gesetz zur strukturellen Weiterentwicklung der Pflegeversicherung (Pflege-Weiterentwicklungsgesetz – PfWG)" vom 28. Mai 2008 (BGBl. I S. 874)

§ 63
Grundsätze

(1) Die Krankenkasse und ihre Verbände können im Rahmen ihrer gesetzlichen Aufgabenstellung zur Verbesserung der Qualität und der Wirtschaftlichkeit der Versorgung Modellvorhaben zur Weiterentwicklung der Verfahrens-, Organisations-, Finanzierungs- und Vergütungsformen der Leistungserbringung durchführen oder nach § 64 vereinbaren.

(2) Die Krankenkassen können Modellvorhaben zu Leistungen zur Verhütung und Früherkennung von Krankheiten sowie zur Krankenbehandlung, die nach den Vorschriften dieses Buches oder auf Grund hiernach getroffener Regelungen keine Leistungen der Krankenversicherung sind, durchführen oder nach § 64 vereinbaren.

(3) Bei der Vereinbarung und Durchführung von Modellvorhaben nach Absatz 1 kann von den Vorschriften des Vierten und des Zehnten Kapitels dieses Buches, soweit es für die Modellvorhaben erforderlich ist, und des Krankenhausfinanzierungsgesetzes, des Krankenhausentgeltgesetzes sowie den nach diesen Vorschriften getroffenen Regelungen abgewichen werden; der Grundsatz der Beitragssatzstabilität gilt entsprechend. Gegen diesen Grundsatz wird insbesondere für den Fall nicht verstoßen, dass durch ein Modellvorhaben ent-

stehende Mehraufwendungen durch nachzuweisende Einsparungen auf Grund der in dem Modellvorhaben vorgesehenen Maßnahmen ausgeglichen werden. Einsparungen nach Satz 2 können, soweit sie die Mehraufwendungen überschreiten, auch an die an einem Modellvorhaben teilnehmenden Versicherten weitergeleitet werden. Satz 1 gilt mit der Maßgabe, dass von § 284 Abs. 1 Satz 5 nicht abgewichen werden darf.

(3a) Gegenstand von Modellvorhaben nach Absatz 1, in denen von den Vorschriften des Zehnten Kapitels dieses Buches abgewichen wird, können insbesondere informationstechnische und organisatorische Verbesserungen der Datenverwendung, einschließlich der Erweiterungen der Befugnisse zur Erhebung, Verarbeitung und Nutzung von personenbezogenen Daten sein. Von den Vorschriften des Zehnten Kapitels dieses Buches zur Erhebung, Verarbeitung und Nutzung personenbezogener Daten darf nur mit schriftlicher Einwilligung des Versicherten und nur in dem Umfang abgewichen werden, der erforderlich ist, um die Ziele des Modellvorhabens zu erreichen. Der Versicherte ist vor Erteilung der Einwilligung schriftlich darüber zu unterrichten, inwieweit das Modellvorhaben von den Vorschriften des Zehnten Kapitels dieses Buches abweicht und aus welchen Gründen diese Abweichungen erforderlich sind. Die Einwilligung des Versicherten hat sich auf Zweck, Inhalt, Art, Umfang und Dauer der Erhebung, Verarbeitung und Nutzung seiner personenbezogenen Daten sowie die daran Beteiligten zu erstrecken; die Einwilligung kann widerrufen werden. Erweiterungen der Krankenversichertenkarte, die von § 291 abweichen, sind nur zulässig, wenn die zusätzlichen Daten informationstechnisch von den Daten, die in § 291 Abs. 2 genannt sind, getrennt werden. Beim Einsatz mobiler personenbezogener Speicher- und Verarbeitungsmedien gilt § 6c des Bundesdatenschutzgesetzes entsprechend.

(3b) Modellvorhaben nach Absatz 1 können vorsehen, dass Angehörige der im Krankenpflegegesetz und im Altenpflegegesetz geregelten Berufe

1. die Verordnung von Verbandsmitteln und Pflegehilfsmitteln sowie
2. die inhaltliche Ausgestaltung der häuslichen Krankenpflege einschließlich deren Dauer

vornehmen, soweit diese auf Grund ihrer Ausbildung qualifiziert sind und es sich bei der Tätigkeit nicht um selbständige Ausübung von Heilkunde handelt. Modellvorhaben nach Absatz 1 können vorsehen, dass Physiotherapeuten mit einer Erlaubnis nach § 1 Abs. 1 Nr. 2 des Masseur- und Physiotherapeutengesetzes die Auswahl und die Dauer der physikalischen Therapie und die Frequenz der Behandlungseinheiten bestimmen, soweit die Physiotherapeuten auf Grund ihrer Ausbildung qualifiziert sind und es sich bei der Tätigkeit nicht um selbständige Ausübung von Heilkunde handelt.

(3c) Modellvorhaben nach Absatz 1 können eine Übertragung der ärztlichen Tätigkeiten, bei denen es sich um selbständige Ausübung von Heilkunde handelt und für die die Angehörigen der im Krankenpflegegesetz geregelten Berufe auf Grund einer Ausbildung nach § 4 Abs. 7 des Krankenpflegegesetzes qualifiziert sind, auf diese vorsehen. Satz 1 gilt für die Angehörigen des im Altenpflegegesetz geregelten Berufes auf Grund einer Ausbildung nach § 4 Abs. 7 des Altenpflegegesetzes entsprechend. Der Gemeinsame Bundesausschuss legt in Richtlinien fest, bei welchen Tätigkeiten eine Übertragung von Heilkunde auf die Angehörigen der in den Sätzen 1 und 2 genannten Berufe im Rahmen von Modellvorhaben erfolgen kann. Vor der Entscheidung des Gemeinsamen Bundesausschusses ist der Bundesärztekammer sowie den maßgeblichen Verbänden der Pflegeberufe Gelegenheit zur Stellungnahme zu geben. Die Stellungnahmen sind in die Entscheidungen einzubeziehen.

(4) Gegenstand von Modellvorhaben nach Absatz 2 können nur solche Leistungen sein, über deren Eignung als Leistung der Krankenversicherung der Gemeinsame Bundesausschuss nach § 91 im Rahmen der Beschlüsse nach § 92 Abs. 1 Satz 2 Nr. 5 oder im Rahmen der Beschlüsse nach § 137c Abs. 1 keine ablehnende Entscheidung getroffen hat. Fragen der biomedizinischen Forschung sowie Forschungen zur Entwicklung und Prüfung von Arzneimitteln und Medizinprodukten können nicht Gegenstand von Modellvorhaben sein.

(5) Ziele, Dauer, Art und allgemeine Vorgaben zur Ausgestaltung von Modellvorhaben sowie die Bedingungen für die Teilnahme von Versicherten sind in der Satzung festzulegen. Die Modellvorhaben sind im Regelfall auf längstens acht Jahre zu befristen. Verträge nach § 64 Abs. 1 sind den für die Vertragsparteien zuständigen Aufsichtsbehörden vorzulegen. Modellvorhaben nach Absatz 1, in denen von den Vorschriften des Zehnten Kapitels dieses Buches abgewichen werden kann, sind auf längstens fünf Jahre zu befristen; personenbezogene Daten, die in Abweichung von den Regelungen des Zehnten Kapitels dieses Buches erhoben, verarbeitet oder genutzt worden sind, sind unverzüglich nach Abschluss des Modellvorhabens zu löschen. Über Modellvorhaben nach Absatz 1, in denen von den Vorschriften des Zehnten Kapitels dieses Buches abgewichen wird, sind der Bundesbeauftragte für den Datenschutz oder die

Landesbeauftragten für den Datenschutz, soweit diese zuständig sind, rechtzeitig vor Beginn des Modellvorhabens zu unterrichten.

(6) Modellvorhaben nach den Absätzen 1 und 2 können auch von den Kassenärztlichen Vereinigungen im Rahmen ihrer gesetzlichen Aufgabenstellung mit den Krankenkassen oder ihren Verbänden vereinbart werden. Die Vorschriften dieses Abschnitts gelten entsprechend.

§ 64
Vereinbarungen mit Leistungserbringern

(1) Die Krankenkassen und ihre Verbände können mit den in der gesetzlichen Krankenversicherung zugelassenen Leistungserbringern oder Gruppen von Leistungserbringern Vereinbarungen über die Durchführung von Modellvorhaben nach § 63 Abs. 1 oder 2 schließen. Soweit die ärztliche Behandlung im Rahmen der vertragsärztlichen Versorgung betroffen ist, können sie nur mit einzelnen Vertragsärzten, mit Gemeinschaften dieser Leitungserbringer oder mit Kassenärztlichen Vereinigungen Verträge über die Durchführung von Modellvorhaben nach § 63 Abs. 1 oder 2 schließen.

(2) (aufgehoben)

(3) Werden in einem Modellvorhaben nach § 63 Abs. 1 Leistungen außerhalb der für diese Leistungen geltenden Vergütungen nach § 85 oder § 85a, der Ausgabenvolumen nach § 84 oder der Krankenhausbudgets vergütet, sind die Vergütungen, die Ausgabenvolumen oder die Budgets, in denen die Ausgaben für diese Leistungen enthalten sind, entsprechend der Zahl und der Risikostruktur der am Modellversuch teilnehmenden Versicherten im Verhältnis zur Gesamtzahl der Versicherten zu verringern; die Budgets der teilnehmenden Krankenhäuser sind dem geringeren Leistungsumfang anzupassen. Kommt eine Einigung der zuständigen Vertragsparteien über die Verringerung der Vergütungen, Ausgabenvolumen oder Budgets nach Satz 1 nicht zustande, können auch die Krankenkassen oder ihre Verbände, die Vertragspartner der Vereinbarung nach Absatz 1 sind, das Schiedsamt nach § 89 oder die Schiedsstelle nach § 18a Abs. 1 des Krankenhausfinanzierungsgesetzes anrufen. Vereinbaren alle gemäß § 18 Abs. 2 des Krankenhausfinanzierungsgesetzes an der Pflegesatzvereinbarung beteiligten Krankenkassen gemeinsam ein Modellvorhaben, das die gesamten mit dem Budget nach § 12 der Bundespflegesatzverordnung oder nach § 3 oder § 4 des Krankenhausentgeltgesetzes vergüteten Leistungen eines Krankenhauses für Versicherte erfasst,

sind die vereinbarten Entgelte für alle Benutzer des Krankenhauses einheitlich zu berechnen.

(4) Die Vertragspartner nach Absatz 1 Satz 1 können Modellvorhaben zur Vermeidung einer unkoordinierten Mehrfachinanspruchnahme von Vertragsärzten durch die Versicherten durchführen. Sie können vorsehen, dass der Vertragsarzt, der vom Versicherten weder als erster Arzt in einem Behandlungsquartal noch mit Überweisung noch zur Einholung einer Zweitmeinung in Anspruch genommen wird, von diesem Versicherten verlangen kann, dass die bei ihm in Anspruch genommenen Leistungen im Wege der Kostenerstattung abgerechnet werden.

§ 65
Auswertung der Modellvorhaben

Die Krankenkassen oder ihre Verbände haben eine wissenschaftliche Begleitung und Auswertung der Modellvorhaben im Hinblick auf die Erreichung der Ziele der Modellvorhaben nach § 63 Abs. 1 oder Abs. 2 nach allgemein anerkannten wissenschaftlichen Standards zu veranlassen. Der von unabhängigen Sachverständigen zu erstellende Bericht über die Ergebnisse der Auswertung ist zu veröffentlichen.

§ 53
Wahltarife

(...)

(3) Die Krankenkasse hat in ihrer Satzung zu regeln, dass für Versicherte, die an besonderen Versorgungsformen nach § 63, § 73b, § 73c, § 137f oder § 140a teilnehmen, Tarife angeboten werden. Für diese Versicherten kann die Krankenkasse eine Prämienzahlung oder Zuzahlungsermäßigungen vorsehen.

(...)

(8) Die Mindestbindungsfrist für Wahltarife mit Ausnahme der Tarife nach Absatz 3 beträgt drei Jahre. Abweichend von § 175 Abs. 4 kann die Mitgliedschaft frühestens zum Ablauf der dreijährigen Mindestbindungsfrist gekündigt werden. Die Satzung hat für Tarife ein Sonderkündigungsrecht in besonderen Härtefällen vorzusehen. Die Prämienzahlung an Versicherte darf bis zu 20 vom Hundert, für einen oder mehrere Tarife einschließlich Prämienzahlungen nach § 242 30 vom Hundert der vom Mitglied im Kalenderjahr getragenen Beiträge

mit Ausnahme der Beitragszuschüsse nach § 106 des Sechsten Buches sowie § 257 Abs. 1 Satz 1, jedoch nicht mehr als 600 Euro, bei einem oder mehreren Tarifen einschließlich Prämienzahlungen nach § 242 900 Euro jährlich betragen. Satz 4 gilt nicht für Versicherte, die Teilkostenerstattung nach § 14 gewählt haben. Mitglieder, deren Beiträge vollständig von Dritten getragen werden, können nur Tarife nach Absatz 3 wählen.

(9) Die Aufwendungen für jeden Wahltarif müssen aus Einnahmen, Einsparungen und Effizienzsteigerungen, die durch diese Maßnahmen erzielt werden, finanziert werden. Die Krankenkassen haben regelmäßig, mindestens alle drei Jahre über diese Einsparungen gegenüber der zuständigen Aufsichtsbehörde Rechenschaft abzulegen.

2. Vorschriften aus dem KHEntgG

§ 4 KHEntgG
Vereinbarung eines Erlösbudgets für die Jahre 2005 bis 2008

(1) Jeweils zum 1. Januar der Jahre 2005 bis 2009 werden der krankenhausindividuelle Basisfallwert und das Erlösbudget des Krankenhauses (§ 3 Abs. 3 Satz 4 Nr. 1) stufenweise an den landesweit geltenden Basisfallwert nach § 10 und das sich daraus ergebende DRG-Erlösvolumen angeglichen. Zur Berücksichtigung von Leistungsveränderungen bei der Vereinbarung des Erlösbudgets können Krankenhausvergleiche auf der Grundlage von DRG-Leistungsdaten herangezogen werden.

(2) Ausgangswert für die Ermittlung des Erlösbudgets für das Jahr 2005 ist das vereinbarte Erlösbudget nach § 3 Abs. 3 Satz 4 Nr. 1 für das Jahr 2004, das um eine Basisberichtigung nach § 3 Abs. 3 Satz 5 berichtigt ist; dieses wird

    1. vermindert um (...)

    e) Kosten für Leistungen, die im Vereinbarungszeitraum erstmals im Rahmen von Modellvorhaben nach § 63 des Fünften Buches Sozialgesetzbuch vergütet werden, oder ab dem Jahr 2009 Kosten für Leistungen, die im Rahmen von Integrationsverträgen nach § 140a des Fünften Buches Sozialgesetzbuch vergütet werden und noch im Erlösbudget enthalten sind, (...)

3. Vorschriften aus der BPflV

§ 6 BPflV
Grundsatz der Beitragssatzstabilität

(1) Ab dem Jahr 2000 ist nach den Vorgaben des § 3 ein Gesamtbetrag für die Erlöse eines Krankenhauses aus Fallpauschalen, Sonderentgelten und dem Budget nach § 12 sowie auf Grund von Modellvorhaben nach § 26 zu vereinbaren. Bei der Vereinbarung sind insbesondere zu berücksichtigen: (...)

4. Leistungen, die im Rahmen von Modellvorhaben nach § 63 des Fünften Buches Sozialgesetzbuch vergütet werden, und ab dem Jahr 2009 auch Leistungen im Rahmen von Integrationsverträgen nach § 140a des Fünften Buches Sozialgesetzbuch, und (...)

C. Zentrale steuerrechtliche Regelungen

Umsatzsteuerliche Behandlung der Leistungen eines medizinischen Versorgungszentrums (§ 95 SGB V), einer Praxisklinik und einer Managementgesellschaft (§ 140b Abs. 1 Nr. 4 SGB V) sowie der Personal- und Sachmittelgestellung von Krankenhäusern an Chefärzte für das Betreiben einer eigenen Praxis im Krankenhaus.

BMF-Schreiben vom 15.06.2006, Az.: IV A 6 – S 7170 – 39/0, BStBl 2006 Teil I, S. 405

Unter Bezugnahme auf die Ergebnisse der Erörterungen mit den obersten Finanzbehörden der Länder gilt zur umsatzsteuerlichen Behandlung der Leistungen eines medizinischen Versorgungszentrums (§ 95 SGB V), einer Praxisklinik und einer Managementgesellschaft (§ 140b Abs. 1 Nr. 4 SGB V) sowie der Personal- und Sachmittelgestellung von Krankenhäusern an Chefärzte für das Betreiben einer Praxis im Krankenhaus Folgendes:

Medizinisches Versorgungszentrum i.S.d. § 95 SGB V

Medizinische Versorgungszentren i.S.d. § 95 SGB V erbringen rechtsformunabhängig steuerfreie Leistungen i.S.d. § 4 Nr. 14 UStG; die an einem medizinischen Versorgungszentrum selbständig tätigen Ärzte erbringen ebenfalls steuerfreie Leistungen i.S.d. § 4 Nr. 14 UStG, auch wenn der Behandlungsvertrag zwischen dem Arzt und dem medizinischen Versorgungszentrum abgeschlossen wurde.

Praxisklinik

Heilbehandlungen einer Praxisklinik, der im Rahmen eines Modellvorhabens nach §§ 63 ff. SGB V bzw. aufgrund eines Vertrags zur Integrierten Versorgung gem. §§ 140a ff. SGB V die ambulante Versorgung der Mitglieder der Krankenkasse mit kurzzeitiger operativer Nachsorge im überwachten Bett übertragen wurde, sind unter den weiteren Voraussetzungen des § 4 Nr. 16 Buchstabe c UStG steuerfrei, sofern die Praxisklinik die Behandlung der Patienten mit angestellten Ärzten oder unter Einbindung selbständiger Ärzte im eigenen Namen erbringt.

Die Überlassung des Operationsbereichs und die damit verbundene Gestellung von medizinischem Hilfspersonal durch die Praxisklinik an selbständige

Ärzte für deren ambulante Operationen im Rahmen einer Heilbehandlung ist als eng mit dem Betrieb der Einrichtung anzusehen und somit unter den weiteren Voraussetzungen des § 4 Nr. 16 Buchstabe c UStG ebenfalls steuerfrei, sofern ein therapeutischer Zweck im Vordergrund steht.

Managementgesellschaft i. S. d. § 140b Abs. 1 Nr. 4 SGB V (Träger, die nicht selbst Versorger sind, sondern eine Versorgung durch dazu berechtigte Leistungserbringer anbieten)

Managementgesellschaften, denen im Rahmen eines mit einer Krankenkasse geschlossenen Vertrags zur Integrierten Versorgung gem. § 140a ff. SGB V die vollständige bzw. teilweise ambulante und/oder stationäre Versorgung der Mitglieder der Krankenkasse unter vollständiger Budgetverantwortung übertragen wird, erbringen gegenüber der Krankenkasse eigene Behandlungsleistungen, die unter den Voraussetzungen des § 4 Nr. 14 und/oder Nr. 16 UStG steuerfrei sind.

Sofern in einem Vertrag zur Integrierten Versorgung lediglich Steuerungs-, Koordinierungs- und/oder Managementaufgaben von der Krankenkasse auf die Managementgesellschaft übertragen werden, handelt es sich hierbei um die Auslagerung von Verwaltungsaufgaben. Diese Leistungen der Managementgesellschaft gegenüber der Krankenkasse sind steuerpflichtig.

Personal- und Sachmittelgestellung von Krankenhäusern an Chefärzte für das Betreiben einer eigenen Praxis im Krankenhaus

Die entgeltliche Personal- und Sachmittelgestellung von Krankenhäusern an angestellte Chefärzte für das Betreiben einer eigenen Praxis im Krankenhaus stellt einen mit dem Betrieb eines Krankenhauses eng verbundenen Umsatz dar und ist somit unter den weiteren Voraussetzungen des § 4 Nr. 16 UStG steuerfrei.

Die getroffenen Entscheidungen sind in allen noch offenen Fällen anzuwenden; für Umsätze bis zum 30. Juni 2006 ist es nicht zu beanstanden, wenn der Unternehmer diese als steuerpflichtig behandelt hat.

III. Strukturverträge § 73a SGB V

A. Überblick

Rechtsgrundlage:	§ 73a SGB V
Definition:	Vereinbarung neuer Organisations- und Vergütungsstrukturen für die hausärztliche Versorgung oder die Versorgung in einem Haus- und Facharztverbund (vernetzte Praxen), durch die Verantwortung übertragen wird für die Gewährleistung der Qualität und Wirtschaftlichkeit der vertrags-ärztlichen Versorgung sowie der ärztlich verordneten oder veranlassten Leistungen insgesamt oder bezüglich bestimmter Teilbereiche (bspw. Indikationen oder Diagnosen)
	Die Übertragung von Budgetverantwortung oder Vereinbarung kombinierter Budgets ist möglich.
Gesetzgebung:	Eingeführt zum 01.07.1997 durch das 2. GKV-NOG
	Änderung durch das GKV-WSG: Streichung der Option von Rahmenvereinbarungen mit der Kassenärztlichen Bundesvereinigung (§ 73a Abs. 2 SGB V)
Systematik:	Vertragssystem
Voraussetzung:	Vertragsabschluss
Vertragspartner:	Vertragspartner sind ausschließlich die Landesverbände der Krankenkassen und die Kassenärztlichen Vereinigungen
Umfang:	hausärztliche Versorgung, kombinierte haus- und fachärztliche Versorgung, verordnete und/oder veranlasste Leistungen
Vergütung:	Vergütung der vertragsärztlichen Leistungen kann abweichend vom EBM erfolgen
Teilnahme:	Teilnahme der Versicherten und Vertragsärzte ist freiwillig

B. Zentrale gesetzliche Regelungen

Vorschriften aus dem SGB V

> Die Wiedergabe der Vorschriften beschränkt sich auf Auszüge unter Berücksichtigung der zum 1. Juli 2008 in Kraft getretenen Änderungen durch das „Gesetz zur Stärkung des Wettbewerbs in der gesetzlichen Krankenversicherung (GKV-Wettbewerbsstärkungsgesetz – GKV-WSG)" vom 26.03.2007 (BGBl. I S. 378) sowie der Änderungen durch das „Gesetz zur strukturellen Weiterentwicklung der Pflegeversicherung (Pflege-Weiterentwicklungsgesetz – PfWG)" vom 28. Mai 2008 (BGBl. I S. 874)

§ 73a
Strukturverträge

Die Kassenärztlichen Vereinigungen können mit den Landesverbänden der Krankenkassen und den Ersatzkassen in den Verträgen nach § 83 Versorgungs- und Vergütungsstrukturen vereinbaren, die dem vom Versicherten gewählten Hausarzt oder einem von ihm gewählten Verbund haus- und fachärztlich tätiger Vertragsärzte (vernetzte Praxen) Verantwortung für die Gewährleistung der Qualität und Wirtschaftlichkeit der vertragsärztlichen Versorgung sowie der ärztlich verordneten oder veranlassten Leistungen insgesamt oder für inhaltlich definierte Teilbereiche dieser Leistungen übertragen; § 71 Abs. 1 gilt. Sie können für nach Satz 1 bestimmte Leistungen ein Budget vereinbaren. Das Budget umfasst Aufwendungen für die von beteiligten Vertragsärzten erbrachten Leistungen; in die Budgetverantwortung können die veranlassten Ausgaben für Arznei-, Verband- und Heilmittel sowie weitere Leistungsbereiche einbezogen werden. Für die Vergütung der vertragsärztlichen Leistungen können die Vertragspartner von den nach § 87 getroffenen Leistungsbewertungen abweichen. Die Teilnahme von Versicherten und Vertragsärzten ist freiwillig.

§ 83
Gesamtverträge

Die Kassenärztlichen Vereinigungen schließen mit den für ihren Bezirk zuständigen Landesverbänden der Krankenkassen und den Ersatzkassen Gesamtverträge über die vertragsärztliche Versorgung der Mitglieder mit Wohnort in ihrem Bezirk einschließlich der mitversicherten Familienangehörigen; die Landesverbände der Krankenkassen schließen die Gesamtverträge mit Wirkung für die Krankenkassen der jeweiligen Kassenart. Für die Deutsche Rentenversicherung Knappschaft-Bahn-See gilt Satz 1 entsprechend, soweit die ärztliche Versorgung durch die Kassenärztliche Vereinigung sichergestellt wird. § 82 Abs. 2 Satz 2 gilt entsprechend.

IV. Hausarztzentrierte Versorgung § 73b SGB V

A. Überblick

Rechtsgrundlage:	§ 73b SGB V
Definition:	Koordination und Steuerung der Versorgung durch Hausärzte. Bindung des Versicherten an einen gewählten Hausarzt und Verpflichtung, im Krankheitsfall immer erst diesen aufzusuchen. Der Facharzt kann nur auf Überweisung in Anspruch genommen werden (Ausnahme: Augenärzte und Frauenärzte).
Gesetzgebung:	Eingeführt zum 01.01.2004 durch das GMG
	Neufassung zum 01.04.2007 durch das GKV-WSG
Systematik:	Einzelvertragssystem (Anspruch auf Vertragsabschluss besteht nicht)
	Einschränkung des Sicherstellungsauftrags der Kassenärztlichen Vereinigungen
	gesetzliche Verpflichtung der Krankenkassen, eine besondere hausärztliche Versorgung anzubieten
Voraussetzung:	Vertragsabschluss; Ausschreibungspflicht der Krankenkasse
Vertragspartner:	Einzelne Krankenkassen oder kooperierende Krankenkassen können Verträge schließen mit • zugelassenen Hausärzten, • deren Gemeinschaften (z.B.: Berufsverband) • Medizinischen Versorgungszentren • Managementgesellschaften sowie • ermächtigten Kassenärztlichen Vereinigungen.

Hausarztzentrierte Versorgung § 73b SGB V

Umfang:	Hausärztliche Versorgung nach gesetzlich vorgegebenen Anforderungen z.B.: Behandlung nach evidenzbasierten, praxiserprobten Leitlinien
Vergütung:	vertragliche Vereinbarung
Finanzierung:	Bereinigung der hausärztlichen Leistungen in der Regelversorgung (vertragsärztliche Gesamtvergütung) zuzüglich Einsparungen.
Teilnahme:	Die Teilnahme der Versicherten und der Hausärzte ist freiwillig; Teilnahmeerklärung des Versicherten ist bindend.

B. Zentrale gesetzliche Regelungen

1. Vorschriften aus dem SGB V

> Die Wiedergabe der Vorschriften beschränkt sich auf Auszüge unter Berücksichtigung der zum 1. Juli 2008 in Kraft getretenen Änderungen durch das „Gesetz zur Stärkung des Wettbewerbs in der gesetzlichen Krankenversicherung (GKV-Wettbewerbsstärkungsgesetz – GKV-WSG)" vom 26.03.2007 (BGBl. I S. 378) sowie der Änderungen durch das „Gesetz zur strukturellen Weiterentwicklung der Pflegeversicherung (Pflege-Weiterentwicklungsgesetz – PfWG)" vom 28. Mai 2008 (BGBl. I S. 874)

§ 73b
Hausarztzentrierte Versorgung

(1) Die Krankenkassen haben ihren Versicherten eine besondere hausärztliche Versorgung (hausarztzentrierte Versorgung) anzubieten.

(2) Dabei ist sicherzustellen, dass die hausarztzentrierte Versorgung insbesondere folgenden Anforderungen genügt, die über die vom Gemeinsamen Bundesausschuss sowie in den Bundesmantelverträgen geregelten Anforderungen an die hausärztliche Versorgung nach § 73 hinausgehen:

1. Teilnahme der Hausärzte an strukturierten Qualitätszirkeln zur Arzneimitteltherapie unter Leitung entsprechend geschulter Moderatoren,
2. Behandlung nach für die hausärztliche Versorgung entwickelten, evidenzbasierten, praxiserprobten Leitlinien,
3. Erfüllung der Fortbildungspflicht nach § 95d durch Teilnahme an Fortbildungen, die sich auf hausarzttypische Behandlungsprobleme konzentrieren, wie patientenzentrierte Gesprächsführung, psychosomatische Grundversorgung, Palliativmedizin, allgemeine Schmerztherapie, Geriatrie,

4. Einführung eines einrichtungsinternen, auf die besonderen Bedingungen einer Hausarztpraxis zugeschnittenen, indikatorengestützten und wissenschaftlich anerkannten Qualitätsmanagements.

(3) Die Teilnahme an der hausarztzentrierten Versorgung ist freiwillig. Die Teilnehmer verpflichten sich schriftlich gegenüber ihrer Krankenkasse, nur einen von ihnen aus dem Kreis der Hausärzte nach Absatz 4 gewählten Hausarzt in Anspruch zu nehmen sowie ambulante fachärztliche Behandlung mit Ausnahme der Leistungen der Augenärzte und Frauenärzte nur auf dessen Überweisung. Der Versicherte ist an diese Verpflichtung und an die Wahl seines Hausarztes mindestens ein Jahr gebunden; er darf den gewählten Hausarzt nur bei Vorliegen eines wichtigen Grundes wechseln. Das Nähere zur Durchführung der Teilnahme der Versicherten, insbesondere zur Bindung an den gewählten Hausarzt, zu weiteren Ausnahmen von dem Überweisungsgebot und zu den Folgen bei Pflichtverstößen der Versicherten, regeln die Krankenkassen in ihren Satzungen.

(4) Zur flächendeckenden Sicherstellung des Angebots nach Absatz 1 haben Krankenkassen allein oder in Kooperation mit anderen Krankenkassen Verträge zu schließen. Die Verträge können abgeschlossen werden mit

1. vertragsärztlichen Leistungserbringern, die an der hausärztlichen Versorgung nach § 73 Abs. 1a teilnehmen,
2. Gemeinschaften dieser Leistungserbringer,
3. Trägern von Einrichtungen, die eine hausarztzentrierte Versorgung durch vertragsärztliche Leistungserbringer, die an der hausärztlichen Versorgung nach § 73 Abs. 1a teilnehmen, anbieten,
4. Kassenärztliche Vereinigungen, soweit Gemeinschaften nach Nummer 2 sie hierzu ermächtigt haben.

Ein Anspruch auf Vertragsschluss besteht nicht. Die Aufforderung zur Abgabe eines Angebots ist unter Bekanntgabe objektiver Auswahlkriterien öffentlich auszuschreiben. Soweit die hausärztliche Versorgung der Versicherten durch Verträge nach Satz 1 durchgeführt wird, ist der Sicherstellungsauftrag nach § 75 Abs. 1 eingeschränkt. Die Krankenkassen können den der hausarztzentrierten Versorgung zuzurechnenden Notdienst gegen Aufwendungsersatz, der pauschaliert werden kann, durch die Kassenärztlichen Vereinigungen sicherstellen lassen.

(5) In den Verträgen nach Absatz 4 sind das Nähere über den Inhalt und die Durchführung der hausarztzentrierten Versorgung, insbesondere die Ausgestaltung der Anforderungen nach Absatz 2, sowie die Vergütung zu regeln. Eine Beteiligung der Kassenärztlichen Vereinigung bei der Ausgestaltung und Umsetzung der Anforderungen nach Absatz 2 ist möglich. Gegenstand der hausarztzentrierten Versorgung dürfen nur solche Leistungen sein, über deren Eignung als Leistung der gesetzlichen Krankenversicherung der Gemeinsame Bundesausschuss nach § 91 im Rahmen der Beschlüsse nach § 92 Abs. 1 Satz 2 Nr. 5 keine ablehnende Entscheidung getroffen hat. Die Einzelverträge können Abweichendes von den Vorschriften dieses Kapitels sowie den nach diesen Vorschriften getroffenen Regelungen regeln. § 106a Abs. 3 gilt hinsichtlich der arzt- und versichertenbezogenen Prüfung der Abrechnungen auf Rechtmäßigkeit entsprechend.

(6) Die Krankenkassen haben ihre Versicherten in geeigneter Weise umfassend über Inhalt und Ziele der hausarztzentrierten Versorgung sowie über die jeweils wohnortnah teilnehmenden Hausärzte zu informieren.

(7) Die Vertragspartner der Gesamtverträge nach § 83 Abs. 1 haben die Gesamtvergütungen nach § 85 Abs. 2 in den Jahren 2007 und 2008 entsprechend der Zahl der an der hausarztzentrierten Versorgung teilnehmenden Versicherten sowie dem in den Verträgen nach Absatz 4 vereinbarten Inhalt der hausarztzentrierten Versorgung zu bereinigen, soweit der damit verbundene einzelvertragliche Leistungsbedarf den nach § 295 Abs. 2 auf Grundlage des einheitlichen Bewertungsmaßstabes für vertragsärztliche Leistungen abgerechneten Leistungsbedarf vermindert. Ab dem 1. Januar 2009 ist der Behandlungsbedarf nach § 87a Abs. 3 Satz 2 entsprechend der Zahl und der Morbiditätsstruktur der an der hausarztzentrierten Versorgung teilnehmenden Versicherten sowie dem in den Verträgen nach Absatz 4 vereinbarten Inhalt der hausarztzentrierten Versorgung zu bereinigen. Kommt eine Einigung über die Verringerung der Gesamtvergütungen nach Satz 1 oder des Behandlungsbedarfs nach Satz 2 nicht zustande, können auch die Krankenkassen, die Vertragspartner der Verträge nach Absatz 4 sind, das Schiedsamt nach § 89 anrufen. Die für die Bereinigungsverfahren erforderlichen arzt- und versichertenbezogenen Daten übermitteln die Krankenkassen den zuständigen Gesamtvertragspartnern.

(8) Die Vertragsparteien nach Absatz 4 können vereinbaren, dass Aufwendungen für Leistungen, die über die hausärztliche Versorgung nach § 73

hinausgehen und insoweit nicht unter die Bereinigungspflicht nach Absatz 7 fallen, aus Einsparungen und Effizienzsteigerungen, die aus den Maßnahmen von Verträgen nach Absatz 4 erzielt werden, finanziert werden.

§ 129
Rahmenvertrag über die Arzneimittelversorgung

(...)

(5b) Apotheken können an vertraglich vereinbarten Versorgungsformen beteiligt werden; die Angebote sind öffentlich auszuschreiben. In Verträgen nach Satz 1 sollen auch Maßnahmen zur qualitätsgesicherten Beratung des Versicherten durch die Apotheke vereinbart werden. In der integrierten Versorgung kann in Verträgen nach Satz 1 das Nähere über Qualität und Struktur der Arzneimittelversorgung für die an der integrierten Versorgung teilnehmenden Versicherten auch abweichend von Vorschriften dieses Buches vereinbart werden.

§ 295 SGB V
Abrechnung ärztlicher Leistungen

(1) Die an der vertragsärztlichen Versorgung teilnehmenden Ärzte und Einrichtungen sind verpflichtet,

1. in dem Abschnitt der Arbeitsunfähigkeitsbescheinigung, den die Krankenkasse erhält, die Diagnosen,
2. in den Abrechnungsunterlagen für die vertragsärztlichen Leistungen die von ihnen erbrachten Leistungen einschließlich des Tages der Behandlung, bei ärztlicher Behandlung mit Diagnosen, bei zahnärztlicher Behandlung mit Zahnbezug und Befunden,
3. in den Abrechnungsunterlagen sowie auf den Vordrucken für die vertragsärztliche Versorgung ihre Arztnummer, in Überweisungsfällen die Arztnummer des überweisenden Arztes sowie die Angaben nach § 291 Abs. 2 Nr. 1 bis 10 maschinenlesbar

aufzuzeichnen und zu übermitteln. Die Diagnosen nach Satz 1 Nr. 1 und 2 sind nach der Internationalen Klassifikation der Krankheiten in der jeweiligen vom Deutschen Institut für medizinische Dokumentation und Information im Auftrag des Bundesministeriums für Gesundheit herausgegebenen deutschen Fassung zu verschlüsseln. Das Bundesministerium für Gesundheit kann das

Deutsche Institut für medizinische Dokumentation und Information beauftragen, den in Satz 2 genannten Schlüssel um Zusatzkennzeichen zur Gewährleistung der für die Erfüllung der Aufgaben der Krankenkassen notwendigen Aussagefähigkeit des Schlüssels zu ergänzen. Von Vertragsärzten durchgeführte Operationen und sonstige Prozeduren sind nach dem vom Deutschen Institut für medizinische Dokumentation und Information im Auftrag des Bundesministeriums für Gesundheit herausgegebenen Schlüssel zu verschlüsseln. Das Bundesministerium für Gesundheit gibt den Zeitpunkt des Inkrafttretens der jeweiligen Fassung des Diagnosenschlüssels nach Satz 2 sowie des Prozedurenschlüssels nach Satz 4 im Bundesanzeiger bekannt.

(...)

(1b) Ärzte, Einrichtungen und medizinische Versorgungszentren, die ohne Beteiligung der Kassenärztlichen Vereinigungen mit den Krankenkassen oder ihren Verbänden Verträge zu integrierten Versorgungsformen (§ 140a) oder zur Versorgung nach § 73b oder § 73c abgeschlossen haben, sowie Krankenhäuser, die gemäß § 116b Abs. 2 an der ambulanten Behandlung teilnehmen, übermitteln die in Absatz 1 genannten Angaben, bei Krankenhäusern einschließlich ihres Institutionskennzeichens, an die jeweiligen Krankenkassen im Wege elektronischer Datenübertragung oder maschinell verwertbar auf Datenträgern. Das Nähere regelt der Spitzenverband Bund der Krankenkassen.

(...)

(2a) Die an der vertragsärztlichen Versorgung teilnehmenden Ärzte und Einrichtungen sowie Leistungserbringer, die ohne Beteiligung der Kassenärztlichen Vereinigungen mit den Krankenkassen oder ihren Verbänden Verträge zu integrierten Versorgungsformen (§ 140a) oder zur Versorgung nach § 73b oder § 73c abgeschlossen haben sowie Krankenhäuser, die gemäß § 116b Abs. 2 an der ambulanten Behandlung teilnehmen, sind verpflichtet, die Angaben gemäß § 292 aufzuzeichnen und den Krankenkassen zu übermitteln. (...)

§ 53
Wahltarife

(...)

(3) Die Krankenkasse hat in ihrer Satzung zu regeln, dass für Versicherte, die an besonderen Versorgungsformen nach § 63, § 73b, § 73c, § 137f oder § 140a teilnehmen, Tarife angeboten werden. Für diese Versicherten kann die Krankenkasse eine Prämienzahlung oder Zuzahlungsermäßigungen vorsehen.

Hausarztzentrierte Versorgung § 73b SGB V

(...)

(8) Die Mindestbindungsfrist für Wahltarife mit Ausnahme der Tarife nach Absatz 3 beträgt drei Jahre. Abweichend von § 175 Abs. 4 kann die Mitgliedschaft frühestens zum Ablauf der dreijährigen Mindestbindungsfrist gekündigt werden. Die Satzung hat für Tarife ein Sonderkündigungsrecht in besonderen Härtefällen vorzusehen. Die Prämienzahlung an Versicherte darf bis zu 20 vom Hundert, für einen oder mehrere Tarife einschließlich Prämienzahlungen nach § 242 30 vom Hundert der vom Mitglied im Kalenderjahr getragenen Beiträge mit Ausnahme der Beitragszuschüsse nach § 106 des Sechsten Buches sowie § 257 Abs. 1 Satz 1, jedoch nicht mehr als 600 Euro, bei einem oder mehreren Tarifen einschließlich Prämienzahlungen nach § 242 900 Euro jährlich betragen. Satz 4 gilt nicht für Versicherte, die Teilkostenerstattung nach § 14 gewählt haben. Mitglieder, deren Beiträge vollständig von Dritten getragen werden, können nur Tarife nach Absatz 3 wählen.

(9) Die Aufwendungen für jeden Wahltarif müssen aus Einnahmen, Einsparungen und Effizienzsteigerungen, die durch diese Maßnahmen erzielt werden, finanziert werden. Die Krankenkassen haben regelmäßig, mindestens alle drei Jahre über diese Einsparungen gegenüber der zuständigen Aufsichtsbehörde Rechenschaft abzulegen.

2. Vorschriften aus dem ApoG

§ 11

(1) Erlaubnisinhaber und Personal von Apotheken dürfen mit Ärzten oder anderen Personen, die sich mit der Behandlung von Krankheiten befassen, keine Rechtsgeschäfte vornehmen oder Absprachen treffen, die eine bevorzugte Lieferung bestimmter Arzneimittel, die Zuführung von Patienten, die Zuweisung von Verschreibungen oder die Fertigung von Arzneimitteln ohne volle Angabe der Zusammensetzung zum Gegenstand haben. § 140a des Fünften Buches Sozialgesetzbuch bleibt unberührt.

(2) Abweichend von Absatz 1 darf der Inhaber einer Erlaubnis zum Betrieb einer öffentlichen Apotheke auf Grund einer Absprache anwendungsfertige Zytostatikazubereitungen, die im Rahmen des üblichen Apothekenbetriebes hergestellt worden sind, unmittelbar an den anwendenden Arzt abgeben.

(3) Der Inhaber einer Erlaubnis zum Betrieb einer Krankenhausapotheke darf auf Anforderung des Inhabers einer Erlaubnis zum Betrieb einer öffentlichen Apotheke die im Rahmen seiner Apotheke hergestellten anwendungsfertigen Zytostatikazubereitungen an diese öffentliche Apotheke oder auf Anforderung des Inhabers einer Erlaubnis zum Betrieb einer anderen Krankenhausapotheke an diese Krankenhausapotheke abgeben. Dies gilt entsprechend für den Inhaber einer Erlaubnis zum Betrieb einer öffentlichen Apotheke für die Abgabe der in Satz 1 genannten Arzneimittel an eine Krankenhausapotheke oder an eine andere öffentliche Apotheke. Eines Vertrages nach § 14 Abs. 3 oder 4 bedarf es nicht. (...)

Hausarztzentrierte Versorgung § 73b SGB V

C. Zentrale steuerrechtliche Regelungen

1. Steuerliche Behandlung neuer Organisationsformen ärztlicher Betätigung; Abgrenzung der freiberuflichen von der gewerblichen Tätigkeit

OFD Frankfurt/M. vom 16.06.2008 – S 2246 A – 33 - St 210

Zur Zeit werden zwischen den Kostenträgern und der Ärzteschaft verschiedene neue Formen der ärztlichen Leistungserbringung vereinbart.
Das BMF hat in Abstimmung mit den obersten Finanzbehörden der Länder anhand von vorgelegten Musterverträgen geprüft, ob bei den nachfolgend genannten Formen der ärztlichen Leistungserbringung freiberufliche oder gewerbliche Einkünfte erzielt werden. Danach gilt folgendes:

1. Hausarztzentrierte Versorgung nach § 73b SGB V

Bei der hausarztzentrierten Versorgung (sog. Hausarztmodell) verpflichtet sich der Versicherte gegenüber seiner Krankenkasse, ambulante fachärztliche Leistungen nur auf Überweisung des von ihm ausgewählten Hausarztes in Anspruch zu nehmen. Der Hausarzt übernimmt damit eine Lotsenfunktion und steuert den Behandlungsprozess. Im Gegenzug gewähren die Krankenkassen ihren Versicherten für die Teilnahme am Hausarztmodell einen finanziellen Bonus, zum Beispiel eine Erstattung der Praxisgebühren.

Der Hausarzt erhält eine Pauschalvergütung für die Beratung und Information der Versicherten bei deren Beitritt zum Hausarztmodell (Einschreibepauschale) sowie eine Pauschale für die Ausgestaltung des hausärztlichen Versorgungsgeschehens (Steuerungspauschale).

In den vorgelegten Musterverträgen waren keine gewerblichen Anteile enthalten. In der Übernahme der Koordination der medizinischen Maßnahmen, d.h. in der Steuerung des Behandlungsprozesses ist keine gewerbliche Tätigkeit zu sehen. Ungeachtet desssen sind derartige Verträge immer im Einzelfall auf das Vorhandensein gewerblicher Anteile zu prüfen.

2. (...) - 3. (...)

4. Anstellung fachfremder oder fachgleicher Ärzte

Beschäftigt ein niedergelassener Arzt einen anderen Arzt, bedient er sich der Mithilfe fachlich vorgebildeter Mitarbeiter. Der niedergelassene Arzt erzielt in diesem Fall nur dann Einkünfte aus freiberuflicher Tätigkeit, wenn er weiterhin leitend und eigenverantwortlich tätig ist. Dies erfordert grundsätzlich eine persönliche Teilnahme des arbeitgebenden Arztes an der praktischen Arbeit des angestellten Arztes in ausreichendem Umfang. Entscheidet der angestellte Arzt hingegen allein und eigenverantwortlich über die medizinische Versorgung der Patienten, erzielt der arbeitgebende Arzt grundsätzlich Einkünfte aus Gewerbebetrieb nach § 15 Abs. 1 Nr. 1 EStG. Insbesondere bei der Anstellung fachfremder Ärzte kann von einer Eigenverantwortlichkeit des Praxisinhabers nicht ausgegangen werden. Maßgebend für eine endgültige Bestimmung der Einkunftsart sind jedoch immer die Gesamtumstände des jeweiligen Einzelfalls.

2. Abfärberegelung bei Beteiligung an einer gewerblich tätigen Personengesellschaft:
Anwendung des BFH-Urteils vom 06.10.2004 (BStBl 2005 II S. 383)

OFD Frankfurt/M, Verfügung vom 07.03.2007, Az.: S 2241 A - 65 - St 213 (in: Der Betrieb 2007, S. 1333)

Bislang bestimmte § 15 Abs. 3 Nr. 1 EStG, dass als Gewerbebetrieb in vollem Umfang die mit Einkünfteerzielungsabsicht unternommene Tätigkeit einer Offenen Handelsgesellschaft, einer Kommanditgesellschaft oder einer anderen Personengesellschaft gilt, wenn die Gesellschaft auch eine Tätigkeit i. S. des § 15 Abs. 1 Satz 1 Nr. 1 EStG ausübt.

Nach der bisherigen Verwaltungsauffassung (R 15.8 Abs. 5 Satz 4 EStR 2005) und der bisherigen Rechtsprechung des BFH (Urteil vom 08.12.1994, BStBl 1996 II S. 264) kam es ebenfalls zu einer solchen „Abfärbung", wenn sich eine land- und forstwirtschaftlich, freiberuflich oder vermögensverwaltend tätige Personengesellschaft (Obergesellschaft) an einer gewerblich tätigen Personengesellschaft (Untergesellschaft) beteiligte.

In Abkehr von seiner früheren Rechtsprechung hatte der BFH mit Urteil vom 06.10.2004 (siehe hierzu auch BMF-Schreiben vom 18.05.2005, BStBl I S. 698) entschieden, dass eine vermögensverwaltende Personengesellschaft mit Einkünften aus Vermietung und Verpachtung nicht deshalb in vollem Umfang gewerbliche Einkünfte erzielt, weil sie an einer anderen gewerblich tätigen Personengesellschaft beteiligt ist.

Mit § 15 Abs. 3 Nr. 1 EStG in der Fassung des Jahressteuergesetzes 2007 ist die bisherige Verwaltungsauffassung und frühere Rechtsprechung des BFH gesetzlich festgeschrieben worden, wonach eine land- und forstwirtschaftlich, freiberuflich oder vermögensverwaltend tätige Personengesellschaft, zu deren Gesamthandsvermögen eine Beteiligung an einer gewerblich tätigen Personengesellschaft gehört, in vollem Umfang gewerbliche Einkünfte bezieht.

Nach § 52 Abs. 32a EStG gilt dies auch für Veranlagungszeiträume vor 2006.

3. Umsatzsteuerliche Behandlung der Leistungen eines medizinischen Versorgungszentrums (§ 95 SGB V), einer Praxisklinik und einer Managementgesellschaft (§ 140b Abs. 1 Nr. 4 SGB V) sowie der Personal- und Sachmittelgestellung von Krankenhäusern an Chefärzte für das Betreiben einer eigenen Praxis im Krankenhaus

BMF-Schreiben vom 15.06.2006, Az.: IV A 6 – S 7170 – 39/0, BStBl 2006 Teil I, S. 405

Unter Bezugnahme auf die Ergebnisse der Erörterungen mit den obersten Finanzbehörden der Länder gilt zur umsatzsteuerlichen Behandlung der Leistungen eines medizinischen Versorgungszentrums (§ 95 SGB V), einer Praxisklinik und einer Managementgesellschaft (§ 140b Abs. 1 Nr. 4 SGB V) sowie der Personal- und Sachmittelgestellung von Krankenhäusern an Chefärzte für das Betreiben einer Praxis im Krankenhaus Folgendes:

<u>Medizinisches Versorgungszentrum i.S.d. § 95 SGB V</u>

Medizinische Versorgungszentren i.S.d. § 95 SGB V erbringen rechtsformunabhängig steuerfreie Leistungen i.S.d. § 4 Nr. 14 UStG; die an einem medizinischen Versorgungszentrum selbständig tätigen Ärzte erbringen ebenfalls steuerfreie Leistungen i.S.d. § 4 Nr. 14 UStG, auch wenn der Behandlungsvertrag zwischen dem Arzt und dem medizinischen Versorgungszentrum abgeschlossen wurde.

<u>Praxisklinik</u>

Heilbehandlungen einer Praxisklinik, der im Rahmen eines Modellvorhabens nach §§ 63 ff. SGB V bzw. aufgrund eines Vertrags zur Integrierten Versorgung gem. §§ 140a ff. SGB V die ambulante Versorgung der Mitglieder der Krankenkasse mit kurzzeitiger operativer Nachsorge im überwachten Bett übertragen wurde, sind unter den weiteren Voraussetzungen des § 4 Nr. 16 Buchstabe c UStG steuerfrei, sofern die Praxisklinik die Behandlung der Patienten mit angestellten Ärzten oder unter Einbindung selbständiger Ärzte im eigenen Namen erbringt.

Die Überlassung des Operationsbereichs und die damit verbundene Gestellung von medizinischem Hilfspersonal durch die Praxisklinik an selbständige Ärzte für deren ambulante Operationen im Rahmen einer Heilbehandlung ist als eng mit dem Betrieb der Einrichtung anzusehen und somit unter den weiteren Voraussetzungen des § 4 Nr. 16 Buchstabe c UStG ebenfalls steuerfrei, sofern ein therapeutischer Zweck im Vordergrund steht.

Managementgesellschaft i. S. d. § 140b Abs. 1 Nr. 4 SGB V (Träger, die nicht selbst Versorger sind, sondern eine Versorgung durch dazu berechtigte Leistungserbringer anbieten)

Managementgesellschaften, denen im Rahmen eines mit einer Krankenkasse geschlossenen Vertrags zur Integrierten Versorgung gem. § 140a ff. SGB V die vollständige bzw. teilweise ambulante und/oder stationäre Versorgung der Mitglieder der Krankenkasse unter vollständiger Budgetverantwortung übertragen wird, erbringen gegenüber der Krankenkasse eigene Behandlungsleistungen, die unter den Voraussetzungen des § 4 Nr. 14 und/oder Nr. 16 UStG steuerfrei sind.

Sofern in einem Vertrag zur Integrierten Versorgung lediglich Steuerungs-, Koordinierungs- und/oder Managementaufgaben von der Krankenkasse auf die Managementgesellschaft übertragen werden, handelt es sich hierbei um die Auslagerung von Verwaltungsaufgaben. Diese Leistungen der Managementgesellschaft gegenüber der Krankenkasse sind steuerpflichtig.

Personal- und Sachmittelgestellung von Krankenhäusern an Chefärzte für das Betreiben einer eigenen Praxis im Krankenhaus

Die entgeltliche Personal- und Sachmittelgestellung von Krankenhäusern an angestellte Chefärzte für das Betreiben einer eigenen Praxis im Krankenhaus stellt einen mit dem Betrieb eines Krankenhauses eng verbundenen Umsatz dar und ist somit unter den weiteren Voraussetzungen des § 4 Nr. 16 UStG steuerfrei.

Die getroffenen Entscheidungen sind in allen noch offenen Fällen anzuwenden; für Umsätze bis zum 30. Juni 2006 ist es nicht zu beanstanden, wenn der Unternehmer diese als steuerpflichtig behandelt hat.

V. Besondere ambulante ärztliche Versorgung § 73c SGB V

A. Überblick

Rechtsgrundlage:	§ 73c SGB V
Definition:	Vereinbarung von Versorgungsaufträgen, die sowohl die versichertenbezogene gesamte ambulante ärztliche Versorgung als auch einzelne Bereiche der ambulanten ärztlichen Versorgung umfassen kann.
Gesetzgebung:	Eingeführt zum 01.04.2007 durch das GKV-WSG
Systematik:	Einzelverträge (Anspruch auf Vertragsabschluss besteht nicht) Einschränkung des Sicherstellungsauftrags der Kassenärztlichen Vereinigungen
Voraussetzung:	Vertragsabschluss; Ausschreibungspflicht der Krankenkasse
Vertragspartner:	Einzelne Krankenkassen oder Gruppen können Verträge schließen mit • Vertragsärzten, • deren Gemeinschaften (z.B.: Berufsverband) • Medizinischen Versorgungszentren • Managementgesellschaften sowie • Kassenärztlichen Vereinigungen.
Umfang:	ambulante ärztliche Versorgung
Vergütung:	vertragliche Vereinbarung
Finanzierung:	Bereinigung der Leistungen in der Regelversorgung (vertragsärztliche Gesamtvergütung) zuzüglich Einsparungen.
Teilnahme:	Teilnahme der Versicherten und der Vertragsärzte ist freiwillig; Teilnahmeerklärung des Versicherten ist bindend

B. Zentrale gesetzliche Regelungen

1. Vorschriften aus dem SGB V

> Die Wiedergabe der Vorschriften beschränkt sich auf Auszüge unter Berücksichtigung der zum 1. Juli 2008 in Kraft getretenen Änderungen durch das „Gesetz zur Stärkung des Wettbewerbs in der gesetzlichen Krankenversicherung (GKV-Wettbewerbsstärkungsgesetz – GKV-WSG)" vom 26.03.2007 (BGBl. I S. 378) sowie der Änderungen durch das „Gesetz zur strukturellen Weiterentwicklung der Pflegeversicherung (Pflege-Weiterentwicklungsgesetz – PfWG)" vom 28. Mai 2008 (BGBl. I S. 874)

§ 73 c
Besondere ambulante ärztliche Versorgung

(1) Die Krankenkassen können ihren Versicherten die Sicherstellung der ambulanten ärztlichen Versorgung durch Abschluss von Verträgen nach Absatz 4 anbieten. Gegenstand der Verträge können Versorgungsaufträge sein, die sowohl die versichertenbezogene gesamte ambulante ärztliche Versorgung als auch einzelne Bereiche der ambulanten ärztlichen Versorgung umfassen. Für die personellen und sächlichen Qualitätsanforderungen zur Durchführung der vereinbarten Versorgungsaufträge gelten die vom Gemeinsamen Bundesausschuss sowie die in den Bundesmantelverträgen für die Leistungserbringung in der vertragsärztlichen Versorgung beschlossenen Anforderungen als Mindestvoraussetzungen entsprechend.

(2) Die Versicherten erklären ihre freiwillige Teilnahme an der besonderen ambulanten ärztlichen Versorgung durch nach Absatz 3 verpflichtete Leistungserbringer, indem sie sich schriftlich gegenüber ihrer Krankenkasse verpflichten, für die Erfüllung der in den Verträgen umschriebenen Versorgungsaufträge nur die vertraglich gebundenen Leistungserbringer und andere ärztliche Leistungserbringer nur auf deren Überweisung in Anspruch zu nehmen. Der Versicherte ist an diese Verpflichtung mindestens ein Jahr gebunden.

Besondere ambulante ärztliche Versorgung § 73c SGB V

Das Nähere zur Durchführung der Teilnahme der Versicherten, insbesondere zur Bindung an die vertraglich gebundenen Leistungserbringer, zu Ausnahmen von dem Überweisungsgebot und zu den Folgen bei Pflichtverstößen der Versicherten, regeln die Krankenkassen in ihren Satzungen.

(3) Die Krankenkassen können zur Umsetzung ihres Angebots nach Absatz 1 allein oder in Kooperation mit anderen Krankenkassen Einzelverträge schließen mit

1. vertragsärztlichen Leistungserbringern,
2. Gemeinschaften dieser Leistungserbringer,
3. Trägern von Einrichtungen, die eine besondere ambulante Versorgung nach Absatz 1 durch vertragsärztliche Leistungserbringer anbieten,
4. Kassenärztlichen Vereinigungen.

Ein Anspruch auf Vertragsschluss besteht nicht. Die Aufforderung zur Abgabe eines Angebots ist unter Bekanntgabe objektiver Auswahlkriterien öffentlich auszuschreiben. Soweit die Versorgung der Versicherten durch Verträge nach Satz 1 durchgeführt wird, ist der Sicherstellungsauftrag nach § 75 Abs. 1 eingeschränkt. Die Krankenkassen können den diesen Versorgungsaufträgen zuzurechnenden Notdienst gegen Aufwendungsersatz, der pauschalisiert werden kann, durch die Kassenärztlichen Vereinigungen sicherstellen lassen.

(4) In den Verträgen nach Absatz 3 sind das Nähere über den Inhalt, den Umfang und die Durchführung der Versorgungsaufträge, insbesondere die Ausgestaltung der Qualitätsanforderungen, sowie die Vergütung zu regeln. Gegenstand der Versorgungsaufträge dürfen nur solche Leistungen sein, über deren Eignung als Leistung der gesetzlichen Krankenversicherung der Gemeinsame Bundesausschuss nach § 91 im Rahmen der Beschlüsse nach § 92 Abs. 1 Satz 2 Nr. 5 keine ablehnende Entscheidung getroffen hat. Die Verträge können Abweichendes von den Vorschriften dieses Kapitels sowie den nach diesen Vorschriften getroffenen Regelungen regeln. § 106a Abs. 3 gilt hinsichtlich der arzt- und versichertenbezogenen Prüfung der Abrechnungen auf Rechtmäßigkeit entsprechend.

(5) Die Krankenkassen haben ihre Versicherten in geeigneter Weise umfassend über Inhalt und Ziele der besonderen ambulanten ärztlichen Versorgung nach Absatz 1 sowie der daran teilnehmenden Ärzte zu informieren.

(6) Die Vertragspartner der Gesamtverträge nach § 83 Abs. 1 haben die Gesamtvergütungen nach § 85 Abs. 2 in den Jahren 2007 und 2008 entsprechend der Zahl der nach Absatz 3 teilnehmenden Versicherten sowie dem in einem Vertrag nach Absatz 3 vereinbarten Versorgungsauftrag zu bereinigen, soweit der damit verbundene einzelvertragliche Leistungsbedarf den nach § 295 Abs. 2 auf Grundlage des einheitlichen Bewertungsmaßstabes für vertragsärztliche Leistungen abgerechneten Leistungsbedarf vermindert. Ab dem 1. Januar 2009 ist der Behandlungsbedarf nach § 87a Abs. 3 Satz 2 entsprechend der Zahl und der Morbiditätsstruktur der nach Absatz 3 teilnehmenden Versicherten sowie dem in einem Vertrag nach Absatz 3 vereinbarten Versorgungsauftrag zu bereinigen. Kommt eine Einigung über die Verringerung der Gesamtvergütungen nach Satz 1 oder des Behandlungsbedarfs nach Satz 2 nicht zustande, können auch die Krankenkassen, die Vertragspartner der Verträge nach Absatz 3 sind, das Schiedsamt nach § 89 anrufen. Die für die Bereinigungsverfahren erforderlichen arzt- und versichertenbezogenen Daten übermitteln die Krankenkassen den zuständigen Gesamtvertragspartnern.

§ 129
Rahmenvertrag über die Arzneimittelversorgung

(...)

(5b) Apotheken können an vertraglich vereinbarten Versorgungsformen beteiligt werden; die Angebote sind öffentlich auszuschreiben. In Verträgen nach Satz 1 sollen auch Maßnahmen zur qualitätsgesicherten Beratung des Versicherten durch die Apotheke vereinbart werden. In der integrierten Versorgung kann in Verträgen nach Satz 1 das Nähere über Qualität und Struktur der Arzneimittelversorgung für die an der integrierten Versorgung teilnehmenden Versicherten auch abweichend von Vorschriften dieses Buches vereinbart werden. (...)

§ 295 SGB V
Abrechnung ärztlicher Leistungen

(1) Die an der vertragsärztlichen Versorgung teilnehmenden Ärzte und Einrichtungen sind verpflichtet,

    1. in dem Abschnitt der Arbeitsunfähigkeitsbescheinigung, den die Krankenkasse erhält, die Diagnosen,

2. in den Abrechnungsunterlagen für die vertragsärztlichen Leistungen die von ihnen erbrachten Leistungen einschließlich des Tages der Behandlung, bei ärztlicher Behandlung mit Diagnosen, bei zahnärztlicher Behandlung mit Zahnbezug und Befunden,
3. in den Abrechnungsunterlagen sowie auf den Vordrucken für die vertragsärztliche Versorgung ihre Arztnummer, in Überweisungsfällen die Arztnummer des überweisenden Arztes sowie die Angaben nach § 291 Abs. 2 Nr. 1 bis 10 maschinenlesbar

aufzuzeichnen und zu übermitteln. Die Diagnosen nach Satz 1 Nr. 1 und 2 sind nach der Internationalen Klassifikation der Krankheiten in der jeweiligen vom Deutschen Institut für medizinische Dokumentation und Information im Auftrag des Bundesministeriums für Gesundheit herausgegebenen deutschen Fassung zu verschlüsseln. Das Bundesministerium für Gesundheit kann das Deutsche Institut für medizinische Dokumentation und Information beauftragen, den in Satz 2 genannten Schlüssel um Zusatzkennzeichen zur Gewährleistung der für die Erfüllung der Aufgaben der Krankenkassen notwendigen Aussagefähigkeit des Schlüssels zu ergänzen. Von Vertragsärzten durchgeführte Operationen und sonstige Prozeduren sind nach dem vom Deutschen Institut für medizinische Dokumentation und Information im Auftrag des Bundesministeriums für Gesundheit herausgegebenen Schlüssel zu verschlüsseln. Das Bundesministerium für Gesundheit gibt den Zeitpunkt des Inkrafttretens der jeweiligen Fassung des Diagnosenschlüssels nach Satz 2 sowie des Prozedurenschlüssels nach Satz 4 im Bundesanzeiger bekannt.

(...)

(1b) Ärzte, Einrichtungen und medizinische Versorgungszentren, die ohne Beteiligung der Kassenärztlichen Vereinigungen mit den Krankenkassen oder ihren Verbänden Verträge zu integrierten Versorgungsformen (§ 140a) oder zur Versorgung nach § 73b oder § 73c abgeschlossen haben, sowie Krankenhäuser, die gemäß § 116b Abs. 2 an der ambulanten Behandlung teilnehmen, übermitteln die in Absatz 1 genannten Angaben, bei Krankenhäusern einschließlich ihres Institutionskennzeichens, an die jeweiligen Krankenkassen im Wege elektronischer Datenübertragung oder maschinell verwertbar auf Datenträgern. Das Nähere regelt der Spitzenverband Bund der Krankenkassen.

(...)

(2a) Die an der vertragsärztlichen Versorgung teilnehmenden Ärzte und Einrichtungen sowie Leistungserbringer, die ohne Beteiligung der Kassenärztlichen Vereinigungen mit den Krankenkassen oder ihren Verbänden Verträge zu integrierten Versorgungsformen (§ 140a) oder zur Versorgung nach § 73b oder § 73c abgeschlossen haben sowie Krankenhäuser, die gemäß § 116b Abs. 2 an der ambulanten Behandlung teilnehmen, sind verpflichtet, die Angaben gemäß § 292 aufzuzeichnen und den Krankenkassen zu übermitteln. (...)

§ 53
Wahltarife

(...)

(3) Die Krankenkasse hat in ihrer Satzung zu regeln, dass für Versicherte, die an besonderen Versorgungsformen nach § 63, § 73b, § 73c, § 137f oder § 140a teilnehmen, Tarife angeboten werden. Für diese Versicherten kann die Krankenkasse eine Prämienzahlung oder Zuzahlungsermäßigungen vorsehen.

(...)

(8) Die Mindestbindungsfrist für Wahltarife mit Ausnahme der Tarife nach Absatz 3 beträgt drei Jahre. Abweichend von § 175 Abs. 4 kann die Mitgliedschaft frühestens zum Ablauf der dreijährigen Mindestbindungsfrist gekündigt werden. Die Satzung hat für Tarife ein Sonderkündigungsrecht in besonderen Härtefällen vorzusehen. Die Prämienzahlung an Versicherte darf bis zu 20 vom Hundert, für einen oder mehrere Tarife einschließlich Prämienzahlungen nach § 242 30 vom Hundert der vom Mitglied im Kalenderjahr getragenen Beiträge mit Ausnahme der Beitragszuschüsse nach § 106 des Sechsten Buches sowie § 257 Abs. 1 Satz 1, jedoch nicht mehr als 600 Euro, bei einem oder mehreren Tarifen einschließlich Prämienzahlungen nach § 242 900 Euro jährlich betragen. Satz 4 gilt nicht für Versicherte, die Teilkostenerstattung nach § 14 gewählt haben. Mitglieder, deren Beiträge vollständig von Dritten getragen werden, können nur Tarife nach Absatz 3 wählen.

(9) Die Aufwendungen für jeden Wahltarif müssen aus Einnahmen, Einsparungen und Effizienzsteigerungen, die durch diese Maßnahmen erzielt werden, finanziert werden. Die Krankenkassen haben regelmäßig, mindestens alle drei Jahre über diese Einsparungen gegenüber der zuständigen Aufsichtsbehörde Rechenschaft abzulegen.

2. Vorschriften aus dem ApoG

§ 11

(1) Erlaubnisinhaber und Personal von Apotheken dürfen mit Ärzten oder anderen Personen, die sich mit der Behandlung von Krankheiten befassen, keine Rechtsgeschäfte vornehmen oder Absprachen treffen, die eine bevorzugte Lieferung bestimmter Arzneimittel, die Zuführung von Patienten, die Zuweisung von Verschreibungen oder die Fertigung von Arzneimitteln ohne volle Angabe der Zusammensetzung zum Gegenstand haben. § 140a des Fünften Buches Sozialgesetzbuch bleibt unberührt.

(2) Abweichend von Absatz 1 darf der Inhaber einer Erlaubnis zum Betrieb einer öffentlichen Apotheke auf Grund einer Absprache anwendungsfertige Zytostatikazubereitungen, die im Rahmen des üblichen Apothekenbetriebes hergestellt worden sind, unmittelbar an den anwendenden Arzt abgeben.

(3) Der Inhaber einer Erlaubnis zum Betrieb einer Krankenhausapotheke darf auf Anforderung des Inhabers einer Erlaubnis zum Betrieb einer öffentlichen Apotheke die im Rahmen seiner Apotheke hergestellten anwendungsfertigen Zytostatikazubereitungen an diese öffentliche Apotheke oder auf Anforderung des Inhabers einer Erlaubnis zum Betrieb einer anderen Krankenhausapotheke an diese Krankenhausapotheke abgeben. Dies gilt entsprechend für den Inhaber einer Erlaubnis zum Betrieb einer öffentlichen Apotheke für die Abgabe der in Satz 1 genannten Arzneimittel an eine Krankenhausapotheke oder an eine andere öffentliche Apotheke. Eines Vertrages nach § 14 Abs. 3 oder 4 bedarf es nicht. (...)

C. Zentrale steuerrechtliche Regelungen

1. Steuerliche Behandlung neuer Organisationsformen ärztlicher Betätigung; Abgrenzung der freiberuflichen von der gewerblichen Tätigkeit

OFD Frankfurt/M. vom 16.06.2008 – S 2246 A – 33 - St 210

Zur Zeit werden zwischen den Kostenträgern und der Ärzteschaft verschiedene neue Formen der ärztlichen Leistungserbringung vereinbart.
Das BMF hat in Abstimmung mit den obersten Finanzbehörden der Länder anhand von vorgelegten Musterverträgen geprüft, ob bei den nachfolgend genannten Formen der ärztlichen Leistungserbringung freiberufliche oder gewerbliche Einkünfte erzielt werden. Danach gilt Folgendes:

1. (...)

2. Besondere ambulante Versorgung nach § 73c SGB V

Krankenkassen können mit Ärzten ohne Einschaltung der Kassenärztlichen Vereinigung besondere Versorgungsverträge im Bereich des ambulanten Versorgung abschließen (§ 73c SGB V). die Möglichkeit der Ausgestaltung von Verträgen über die besondere ambulante Versorgung ist sehr vielfältig (z.B. Verträge über Hautscreening, Herzkrankheiten, Adipositas). Der Vorteil für den Arzt besteht beispielsweise darin, dass die gezahlten Pauschalvergütungen nicht in die Gesamtvergütung bzw. das Budget einfließen.
Aufgrund der vielfältigen vertraglichen Ausgestaltungen ist eine generelle Aussage zur ertragssteuerlichen Behandlung von Verträgen dieser Art nicht möglich. Vielmehr ist im jeweiligen Einzelfall zu prüfen, ob die Verträge auch gewerbliche Tätigkeiten (z.B. Abgabe von Medikamenten, die für die originäre ärztliche Tätigkeit nicht unmittelbar erforderlich sind) umfassen, die ggf. zu einer Umqualifizierung der Einkünfte führen.

3. (...)

4. Anstellung fachfremder oder fachgleicher Ärzte

Beschäftigt ein niedergelassener Arzt einen anderen Arzt, bedient er sich der Mithilfe fachlich vorgebildeter Mitarbeiter. Der niedergelassene Arzt erzielt in diesem Fall nur dann Einkünfte aus freiberuflicher Tätigkeit, wenn er weiterhin leitend und eigenverantwortlich tätig ist. Dies erfordert grundsätzlich eine persönliche Teilnahme des arbeitgebenden Arztes an der praktischen

Arbeit des angestellten Arztes in ausreichendem Umfang. Entscheidet der angestellte Arzt hingegen allein und eigenverantwortlich über die medizinische Versorgung der Patienten, erzielt der arbeitgebende Arzt grundsätzlich Einkünfte aus Gewerbebetrieb nach § 15 Abs. 1 Nr. 1 EStG. Insbesondere bei der Anstellung fachfremder Ärzte kann von einer Eigenverantwortlichkeit des Praxisinhabers nicht ausgegangen werden. Maßgebend für eine endgültige Bestimmung der Einkunftsart sind jedoch immer die Gesamtumstände des jeweiligen Einzelfalls.

**2. Abfärberegelung bei Beteiligung an einer gewerblich tätigen Personengesellschaft:
Anwendung des BFH-Urteils vom 06.10.2004 (BStBl 2005 II S. 383)**

OFD Frankfurt /M., Verfügung vom 07.03.2007, Az.: S 2241 A - 65 - St 213 (in: Der Betrieb 2007, S. 1333)

Bislang bestimmte § 15 Abs. 3 Nr. 1 EStG, dass als Gewerbebetrieb in vollem Umfang die mit Einkünfteerzielungsabsicht unternommene Tätigkeit einer Offenen Handelsgesellschaft, einer Kommanditgesellschaft oder einer anderen Personengesellschaft gilt, wenn die Gesellschaft auch eine Tätigkeit i. S. des § 15 Abs. 1 Satz 1 Nr. 1 EStG ausübt.

Nach der bisherigen Verwaltungsauffassung (R 15.8 Abs. 5 Satz 4 EStR 2005) und der bisherigen Rechtsprechung des BFH (Urteil vom 08.12.1994, BStBl 1996 II S. 264) kam es ebenfalls zu einer solchen „Abfärbung", wenn sich eine land- und forstwirtschaftlich, freiberuflich oder vermögensverwaltend tätige Personengesellschaft (Obergesellschaft) an einer gewerblich tätigen Personengesellschaft (Untergesellschaft) beteiligte.

In Abkehr von seiner früheren Rechtsprechung hatte der BFH mit Urteil vom 06.10.2004 (siehe hierzu auch BMF-Schreiben vom 18.05.2005, BStBl I S. 698) entschieden, dass eine vermögensverwaltende Personengesellschaft mit Einkünften aus Vermietung und Verpachtung nicht deshalb in vollem Umfang gewerbliche Einkünfte erzielt, weil sie an einer anderen gewerblich tätigen Personengesellschaft beteiligt ist.

Mit § 15 Abs. 3 Nr. 1 EStG in der Fassung des Jahressteuergesetzes 2007 ist die bisherige Verwaltungsauffassung und frühere Rechtsprechung des BFH gesetzlich festgeschrieben worden, wonach eine land- und forstwirtschaftlich, freiberuflich oder vermögensverwaltend tätige Personengesellschaft, zu deren Gesamthandsvermögen eine Beteiligung an einer gewerblich tätigen Personengesellschaft gehört, in vollem Umfang gewerbliche Einkünfte bezieht.

Nach § 52 Abs. 32a EStG gilt dies auch für Veranlagungszeiträume vor 2006.

3. Umsatzsteuerliche Behandlung der Leistungen eines medizinischen Versorgungszentrums (§ 95 SGB V), einer Praxisklinik und einer Managementgesellschaft (§ 140b Abs. 1 Nr. 4 SGB V) sowie der Personal- und Sachmittelgestellung von Krankenhäusern an Chefärzte für das Betreiben einer eigenen Praxis im Krankenhaus

BMF-Schreiben vom 15.06.2006, Az.: IV A 6 – S 7170 – 39/0, BStBl 2006 Teil I, S. 405

Unter Bezugnahme auf die Ergebnisse der Erörterungen mit den obersten Finanzbehörden der Länder gilt zur umsatzsteuerlichen Behandlung der Leistungen eines medizinischen Versorgungszentrums (§ 95 SGB V), einer Praxisklinik und einer Managementgesellschaft (§ 140b Abs. 1 Nr. 4 SGB V) sowie der Personal- und Sachmittelgestellung von Krankenhäusern an Chefärzte für das Betreiben einer Praxis im Krankenhaus Folgendes:

Medizinisches Versorgungszentrum i.S.d. § 95 SGB V

Medizinische Versorgungszentren i.S.d. § 95 SGB V erbringen rechtsformunabhängig steuerfreie Leistungen i.S.d. § 4 Nr. 14 UStG; die an einem medizinischen Versorgungszentrum selbständig tätigen Ärzte erbringen ebenfalls steuerfreie Leistungen i.S.d. § 4 Nr. 14 UStG, auch wenn der Behandlungsvertrag zwischen dem Arzt und dem medizinischen Versorgungszentrum abgeschlossen wurde.

Praxisklinik

Heilbehandlungen einer Praxisklinik, der im Rahmen eines Modellvorhabens nach §§ 63 ff. SGB V bzw. aufgrund eines Vertrags zur Integrierten Versorgung gem. §§ 140a ff. SGB V die ambulante Versorgung der Mitglieder der Krankenkasse mit kurzzeitiger operativer Nachsorge im überwachten Bett übertragen wurde, sind unter den weiteren Voraussetzungen des § 4 Nr. 16 Buchstabe c UStG steuerfrei, sofern die Praxisklinik die Behandlung der Patienten mit angestellten Ärzten oder unter Einbindung selbständiger Ärzte im eigenen Namen erbringt.

Die Überlassung des Operationsbereichs und die damit verbundene Gestellung von medizinischem Hilfspersonal durch die Praxisklinik an selbständige Ärzte für deren ambulante Operationen im Rahmen einer Heilbehandlung ist als eng mit dem Betrieb der Einrichtung anzusehen und somit unter den weiteren Voraussetzungen des § 4 Nr. 16 Buchstabe c UStG ebenfalls steuerfrei, sofern ein therapeutischer Zweck im Vordergrund steht.

Managementgesellschaft i. S. d. § 140b Abs. 1 Nr. 4 SGB V (Träger, die nicht selbst Versorger sind, sondern eine Versorgung durch dazu berechtigte Leistungserbringer anbieten)

Managementgesellschaften, denen im Rahmen eines mit einer Krankenkasse geschlossenen Vertrags zur Integrierten Versorgung gem. § 140a ff. SGB V die vollständige bzw. teilweise ambulante und/oder stationäre Versorgung der Mitglieder der Krankenkasse unter vollständiger Budgetverantwortung übertragen wird, erbringen gegenüber der Krankenkasse eigene Behandlungsleistungen, die unter den Voraussetzungen des § 4 Nr. 14 und/oder Nr. 16 UStG steuerfrei sind.

Sofern in einem Vertrag zur Integrierten Versorgung lediglich Steuerungs-, Koordinierungs- und/oder Managementaufgaben von der Krankenkasse auf die Managementgesellschaft übertragen werden, handelt es sich hierbei um die Auslagerung von Verwaltungsaufgaben. Diese Leistungen der Managementgesellschaft gegenüber der Krankenkasse sind steuerpflichtig.

Personal- und Sachmittelgestellung von Krankenhäusern an Chefärzte für das Betreiben einer eigenen Praxis im Krankenhaus

Die entgeltliche Personal- und Sachmittelgestellung von Krankenhäusern an angestellte Chefärzte für das Betreiben einer eigenen Praxis im Krankenhaus stellt einen mit dem Betrieb eines Krankenhauses eng verbundenen Umsatz dar und ist somit unter den weiteren Voraussetzungen des § 4 Nr. 16 UStG steuerfrei.

Die getroffenen Entscheidungen sind in allen noch offenen Fällen anzuwenden; für Umsätze bis zum 30. Juni 2006 ist es nicht zu beanstanden, wenn der Unternehmer diese als steuerpflichtig behandelt hat.

4. Steuerliche Fragen im Zusammenhang mit der gemeinsamen Nutzung medizinischer Großgeräte: Beurteilung der Einkünfte der Ärzte (§ 18 EStG)

OFD Rheinland, Kurzinformation Einkommensteuer Nr. 9/2006 vom 02.02.2006
(in: Der Betrieb 2006, S. 304)

Die Einkünfte niedergelassener Ärzte (Gemeinschaftspraxen) aus der entgeltlichen Überlassung medizinischer Großgeräte an Krankenhäuser sind nicht als Einkünfte aus Gewerbebetrieb zu behandeln, selbst dann nicht, wenn in dem Nutzungsentgelt ein Gewinnaufschlag enthalten ist. Dies gilt ebenfalls bei einer entgeltlichen Nutzungsüberlassung an nicht beteiligte Ärzte unter der Voraussetzung, dass keine zusätzlichen Dienstleistungen erbracht werden.

VI. Medizinisches Versorgungszentrum § 95 SGB V

A. Überblick

Rechtsgrundlage:	§ 95 Abs. 1 SGB V
Definition:	Medizinische Versorgungszentren sind fachübergreifende ärztlich geleitete Einrichtungen, in denen Ärzte, die in das Arztregister eingetragen sind, als Angestellte oder Vertragsärzte tätig sind (Legaldefinition § 95 Abs. 1 SGB V)
Gesetzgebung:	Eingeführt zum 01.01.2004 durch das GMG Änderungen durch das VÄndG zum 01.01.2007
Systematik:	Neuer Leistungserbringer in der vertragsärztlichen Versorgung
Voraussetzung:	Zulassung im Rahmen der vertragsärztlichen Bedarfsplanung
Gründung:	Berechtigt zur Gründung sind alle Leistungserbringer, die aufgrund von Zulassung, Ermächtigung oder Vertrag an der medizinischen Versorgung der Versicherten teilnehmen.
Umfang:	Fachübergreifende vertragsärztliche Versorgung
Vergütung:	Vergütung innerhalb der vertragsärztlichen Gesamtvergütung, Leistungsabrechnung auf Grundlage des Einheitlichen Bewertungsmaßstabs (EBM) in der jeweils gültigen Fassung.
Teilnahme:	Freie Arztwahl der Versicherten

B. Zentrale gesetzliche Regelungen

1. Vorschriften aus dem SGB V

> Die Wiedergabe der Vorschriften beschränkt sich auf Auszüge unter Berücksichtigung der zum 1. Juli 2008 in Kraft getretenen Änderungen durch das „Gesetz zur Stärkung des Wettbewerbs in der gesetzlichen Krankenversicherung (GKV-Wettbewerbsstärkungsgesetz – GKV-WSG)" vom 26.03.2007 (BGBl. I S. 378) sowie der Änderungen durch das „Gesetz zur strukturellen Weiterentwicklung der Pflegeversicherung (Pflege-Weiterentwicklungsgesetz – PfWG)" vom 28. Mai 2008 (BGBl. I S. 874)

§ 95
Teilnahme an der vertragsärztlichen Versorgung

(1) An der vertragsärztlichen Versorgung nehmen zugelassene Ärzte und zugelassene medizinische Versorgungszentren sowie ermächtigte Ärzte und ermächtigte Einrichtungen teil. Medizinische Versorgungszentren sind fachübergreifende ärztlich geleitete Einrichtungen, in denen Ärzte, die in das Arztregister nach Absatz 2 Satz 3 eingetragen sind, als Angestellte oder Vertragsärzte tätig sind. Eine Einrichtung nach Satz 2 ist dann fachübergreifend, wenn in ihr Ärzte mit verschiedenen Facharzt- oder Schwerpunktbezeichnungen tätig sind; sie ist nicht fachübergreifend, wenn die Ärzte der hausärztlichen Arztgruppe nach § 101 Abs. 5 angehören und wenn die Ärzte oder Psychotherapeuten der psychotherapeutischen Arztgruppe nach § 101 Abs. 4 angehören. Sind in einer Einrichtung nach Satz 2 ein fachärztlicher und ein hausärztlicher Internist tätig, so ist die Einrichtung fachübergreifend. Sind in einem medizinischen Versorgungszentrum Angehörige unterschiedlicher Berufsgruppen, die an der vertragsärztlichen Versorgung teilnehmen, tätig, ist auch eine kooperative Leitung möglich. Die medizinischen Versorgungszentren können sich aller zulässigen Organisationsformen bedienen; sie können von den Leistungserbringern, die auf Grund von Zulassung, Ermächtigung oder Vertrag an der medizinischen Versorgung der Versicherten teilnehmen, gegründet werden. Die Zulassung

Medizinisches Versorgungszentrum § 95 SGB V

erfolgt für den Ort der Niederlassung als Arzt oder den Ort der Niederlassung als medizinisches Versorgungszentrum (Vertragsarztsitz).

(2) Um die Zulassung als Vertragsarzt kann sich jeder Arzt bewerben, der seine Eintragung in ein Arzt- oder Zahnarztregister (Arztregister) nachweist. Die Arztregister werden von den Kassenärztlichen Vereinigungen für jeden Zulassungsbezirk geführt. Die Eintragung in ein Arztregister erfolgt auf Antrag

1. nach Erfüllung der Voraussetzungen nach § 95a für Vertragsärzte und nach § 95c für Psychotherapeuten,
2. nach Ableistung einer zweijährigen Vorbereitungszeit für Vertragszahnärzte.

Das Nähere regeln die Zulassungsverordnungen. Um die Zulassung kann sich ein medizinisches Versorgungszentrum bewerben, dessen Ärzte in das Arztregister nach Satz 3 eingetragen sind; Absatz 2a gilt für die Ärzte in einem zugelassenen medizinischen Versorgungszentrum entsprechend. Für die Zulassung eines medizinischen Versorgungszentrums in der Rechtsform einer juristischen Person des Privatrechts ist außerdem Voraussetzung, dass die Gesellschafter selbstschuldnerische Bürgschaftserklärungen für Forderungen von Kassenärztlichen Vereinigungen und Krankenkassen gegen das medizinische Versorgungszentrum aus dessen vertragsärztlicher Tätigkeit abgeben; dies gilt auch für Forderungen, die erst nach Auflösung des medizinischen Versorgungszentrums fällig werden. Die Anstellung eines Arztes in einem zugelassenen medizinischen Versorgungszentrum bedarf der Genehmigung des Zulassungsausschusses. Die Genehmigung ist zu erteilen, wenn die Voraussetzungen des Satzes 5 erfüllt sind. Anträge auf Zulassung eines Arztes und auf Zulassung eines medizinischen Versorgungszentrums sowie auf Genehmigung der Anstellung eines Arztes in einem zugelassenen medizinischen Versorgungszentrum sind abzulehnen, wenn bei Antragstellung für die dort tätigen Ärzte Zulassungsbeschränkungen nach § 103 Abs. 1 Satz 2 angeordnet sind. Für die in den medizinischen Versorgungszentren angestellten Ärzte gilt § 135 entsprechend.

(2a) Voraussetzung für die Zulassung als Vertragsarzt ist ferner, dass der Antragsteller auf Grund des bis zum 18. Juni 1993 geltenden Rechts darauf vertrauen konnte, zukünftig eine Zulassung zu erhalten. Dies gilt nicht für einen Antrag auf Zulassung in einem Gebiet, für das der Landesausschuss der Ärzte und Krankenkassen nach § 100 Abs. 1 Satz 1 Unterversorgung festgestellt hat.

(3) Die Zulassung bewirkt, dass der Vertragsarzt Mitglied der für seinen Kassenarztsitz zuständigen Kassenärztlichen Vereinigung wird und zur Teilnahme an der vertragsärztlichen Versorgung im Umfang seines aus der Zulassung folgenden zeitlich vollen oder hälftigen Versorgungsauftrages berechtigt und verpflichtet ist. Die Zulassung des medizinischen Versorgungszentrums bewirkt, dass die in dem Versorgungszentrum angestellten Ärzte Mitglieder der für den Vertragsarztsitz des Versorgungszentrums zuständigen Kassenärztlichen Vereinigung sind und dass das zugelassene medizinische Versorgungszentrum insoweit zur Teilnahme an der vertragsärztlichen Versorgung berechtigt und verpflichtet ist. Die vertraglichen Bestimmungen über die vertragsärztliche Versorgung sind verbindlich.

(4) Die Ermächtigung bewirkt, dass der ermächtigte Arzt oder die ermächtigte Einrichtung zur Teilnahme an der vertragsärztlichen Versorgung berechtigt und verpflichtet ist. Die vertraglichen Bestimmungen über die vertragsärztliche Versorgung sind für sie verbindlich. Die Absätze 5 bis 7, § 75 Abs. 2 und § 81 Abs. 5 gelten entsprechend.

(5) Die Zulassung ruht auf Beschluss des Zulassungsausschusses, wenn der Vertragsarzt seine Tätigkeit nicht aufnimmt oder nicht ausübt, ihre Aufnahme aber in angemessener Frist zu erwarten ist, oder auf Antrag eines Vertragsarztes, der in den hauptamtlichen Vorstand nach § 79 Abs. 1 gewählt worden ist. Unter den gleichen Voraussetzungen kann bei vollem Versorgungsauftrag das hälftige Ruhen der Zulassung beschlossen werden.

(6) Die Zulassung ist zu entziehen, wenn ihre Voraussetzungen nicht oder nicht mehr vorliegen, der Vertragsarzt die vertragsärztliche Tätigkeit nicht aufnimmt oder nicht mehr ausübt oder seine vertragsärztlichen Pflichten gröblich verletzt. Der Zulassungsausschuss kann in diesen Fällen statt einer vollständigen auch eine hälftige Entziehung der Zulassung beschließen. Einem medizinischen Versorgungszentrum ist die Zulassung auch dann zu entziehen, wenn die Gründungsvoraussetzung des Absatzes 1 Satz 6 zweiter Halbsatz länger als sechs Monate nicht mehr vorliegt.

(7) Die Zulassung endet mit dem Tod, mit dem Wirksamwerden eines Verzichts oder mit dem Wegzug des Berechtigten aus dem Bezirk seines Kassenarztsitzes. Die Zulassung eines medizinischen Versorgungszentrums endet mit dem Wirksamwerden eines Verzichts, der Auflösung oder mit dem Wegzug des zugelassenen medizinischen Versorgungszentrums aus dem Bezirk des Vertragsarztsitzes. Im übrigen endet ab 1. Januar 1999 die Zulassung am Ende

des Kalendervierteljahres, in dem der Vertragsarzt sein achtundsechzigstes Lebensjahr vollendet. War der Vertragsarzt

1. zum Zeitpunkt der Vollendung des achtundsechzigsten Lebensjahres weniger als zwanzig Jahre als Vertragsarzt tätig und
2. vor dem 1. Januar 1993 bereits als Vertragsarzt zugelassen, verlängert der Zulassungsausschuss die Zulassung längstens bis zum Ablauf dieser Frist. Satz 4 Nr. 2 gilt für Psychotherapeuten mit der Maßgabe, dass sie vor dem 1. Januar 1999 an der ambulanten Versorgung der Versicherten mitgewirkt haben. Für die Verträge nach § 82 Abs. 1 gelten die Sätze 3 bis 5 entsprechend.

Die Anstellung von Ärzten in einem zugelassenen medizinischen Versorgungszentrum endet am Ende des Kalendervierteljahres, in dem diese ihr 68. Lebensjahr vollenden; Sätze 8 und 9 gelten entsprechend; in den Fällen des § 103 Abs. 4a Satz 1 gelten die Sätze 3 bis 5 entsprechend. Hat der Landesausschuss der Ärzte und Krankenkassen nach § 100 Abs. 1 Satz 1 festgestellt, dass in einem bestimmten Gebiet eines Zulassungsbezirks eine ärztliche Unterversorgung eingetreten ist oder unmittelbar droht, gilt Satz 3 nicht. Die Zulassung endet spätestens ein Jahr nach Aufhebung der Feststellung nach Satz 8.

(9) (...) bis (13) (...)

§ 103
Zulassungsbeschränkungen

(1) Die Landesausschüsse der Ärzte und Krankenkassen stellen fest, ob eine Überversorgung vorliegt. Wenn dies der Fall ist, hat der Landesausschuss nach den Vorschriften der Zulassungsverordnungen und unter Berücksichtigung der Richtlinien des Gemeinsamen Bundesausschusses Zulassungsbeschränkungen anzuordnen.

(2) Die Zulassungsbeschränkungen sind räumlich zu begrenzen. Sie können einen oder mehrere Planungsbereiche einer Kassenärztlichen Vereinigung umfassen. Sie sind arztgruppenbezogen unter angemessener Berücksichtigung der Besonderheiten bei den Kassenarten anzuordnen.

(3) Die Zulassungsbeschränkungen sind aufzuheben, wenn die Voraussetzungen für eine Überversorgung entfallen sind.

(4) Wenn die Zulassung eines Vertragsarztes in einem Planungsbereich, für den Zulassungsbeschränkungen angeordnet sind, durch Erreichen der

Altersgrenze, Tod, Verzicht oder Entziehung endet und die Praxis von einem Nachfolger fortgeführt werden soll, hat die Kassenärztliche Vereinigung auf Antrag des Vertragsarztes oder seiner zur Verfügung über die Praxis berechtigten Erben diesen Vertragsarztsitz in den für ihre amtlichen Bekanntmachungen vorgesehenen Blättern unverzüglich auszuschreiben und eine Liste der eingehenden Bewerbungen zu erstellen. Dem Zulassungsausschuss sowie dem Vertragsarzt oder seinen Erben ist eine Liste der eingehenden Bewerbungen zur Verfügung zu stellen. Unter mehreren Bewerbern, die die ausgeschriebene Praxis als Nachfolger des bisherigen Vertragsarztes fortführen wollen, hat der Zulassungsausschuss den Nachfolger nach pflichtgemäßem Ermessen auszuwählen. Bei der Auswahl der Bewerber sind die berufliche Eignung, das Approbationsalter und die Dauer der ärztlichen Tätigkeit zu berücksichtigen, ferner, ob der Bewerber der Ehegatte, ein Kind, ein angestellter Arzt des bisherigen Vertragsarztes oder ein Vertragsarzt ist, mit dem die Praxis bisher gemeinschaftlich ausgeübt wurde. Ab dem 1. Januar 2006 sind für ausgeschriebene Hausarztsitze vorrangig Allgemeinärzte zu berücksichtigen. Die wirtschaftlichen Interessen des ausscheidenden Vertragsarztes oder seiner Erben sind nur insoweit zu berücksichtigen, als der Kaufpreis die Höhe des Verkehrswerts der Praxis nicht übersteigt.

(4a) Verzichtet ein Vertragsarzt in einem Planungsbereich, für den Zulassungsbeschränkungen angeordnet sind, auf seine Zulassung, um in einem medizinischen Versorgungszentrum tätig zu werden, so hat der Zulassungsausschuss die Anstellung zu genehmigen; eine Fortführung der Praxis nach Absatz 4 ist nicht möglich. Soll die vertragsärztliche Tätigkeit in den Fällen der Beendigung der Zulassung nach Absatz 4 Satz 1 von einem Praxisnachfolger weitergeführt werden, kann die Praxis auch in der Form weitergeführt werden, dass ein medizinisches Versorgungszentrum den Vertragsarztsitz übernimmt und die vertragsärztliche Tätigkeit durch einen angestellten Arzt in der Einrichtung weiterführt. Die Absätze 4 und 5 gelten entsprechend. Nach einer Tätigkeit von mindestens fünf Jahren in einem medizinischen Versorgungszentrum, dessen Sitz in einem Planungsbereich liegt, für den Zulassungsbeschränkungen angeordnet sind, erhält ein Arzt unbeschadet der Zulassungsbeschränkungen auf Antrag eine Zulassung in diesem Planungsbereich; dies gilt nicht für Ärzte, die auf Grund einer Nachbesetzung nach Satz 5 oder erst seit dem 1. Januar 2007 in einem medizinischen Versorgungszentrum tätig sind. Medizinischen Versorgungszentren ist die Nachbesetzung einer Arztstelle möglich, auch wenn Zulassungsbeschränkungen angeordnet sind.

(4b) Verzichtet ein Vertragsarzt in einem Planungsbereich, für den Zulassungsbeschränkungen angeordnet sind, auf seine Zulassung, um bei einem Vertragsarzt als nach § 95 Abs. 9 Satz 1 angestellter Arzt tätig zu werden, so hat der Zulassungsausschuss die Anstellung zu genehmigen; eine Fortführung der Praxis nach Absatz 4 ist nicht möglich. Die Nachbesetzung der Stelle eines nach § 95 Abs. 9 Satz 1 angestellten Arztes ist möglich, auch wenn Zulassungsbeschränkungen angeordnet sind.

(5) Die Kassenärztlichen Vereinigungen (Registerstelle) führen für jeden Planungsbereich eine Warteliste. In die Warteliste werden auf Antrag die Ärzte, die sich um einen Vertragsarztsitz bewerben und in das Arztregister eingetragen sind, aufgenommen. Bei der Auswahl der Bewerber für die Übernahme einer Vertragsarztpraxis nach Absatz 4 ist die Dauer der Eintragung in die Warteliste zu berücksichtigen.

(6) Endet die Zulassung eines Vertragsarztes, der die Praxis bisher mit einem oder mehreren Vertragsärzten gemeinschaftlich ausgeübt hat, so gelten die Absätze 4 und 5 entsprechend. Die Interessen des oder der in der Praxis verbleibenden Vertragsärzte sind bei der Bewerberauswahl angemessen zu berücksichtigen.

(7) In einem Planungsbereich, für den Zulassungsbeschränkungen angeordnet sind, haben Krankenhausträger das Angebot zum Abschluss von Belegarztverträgen auszuschreiben. Kommt ein Belegarztvertrag mit einem im Planungsbereich niedergelassenen Vertragsarzt nicht zustande, kann der Krankenhausträger mit einem bisher im Planungsbereich nicht niedergelassenen geeigneten Arzt einen Belegarztvertrag schließen. Dieser erhält eine auf die Dauer der belegärztlichen Tätigkeit beschränkte Zulassung; die Beschränkung entfällt bei Aufhebung der Zulassungsbeschränkungen nach Absatz 3, spätestens nach Ablauf von zehn Jahren.

(8) Die Absätze 1 bis 7 gelten nicht für Zahnärzte.

§ 72
Sicherstellung der vertragsärztlichen und vertragszahnärztlichen Versorgung

(1) Ärzte, Zahnärzte, Psychotherapeuten, medizinische Versorgungszentren und Krankenkassen wirken zur Sicherstellung der vertragsärztlichen Versorgung der Versicherten zusammen. Soweit sich die Vorschriften dieses Kapi-

tels auf Ärzte beziehen, gelten sie entsprechend für Zahnärzte, Psychotherapeuten und medizinische Versorgungszentren, sofern nichts Abweichendes bestimmt ist. (...)

§ 311
Beziehungen der Krankenkassen zu den Leistungserbringern

(1) (aufgehoben)

(2) Die im Beitrittsgebiet bestehenden ärztlich geleiteten kommunalen, staatlichen und freigemeinnützigen Gesundheitseinrichtungen einschließlich der Einrichtungen des Betriebsgesundheitswesens (Polikliniken, Ambulatorien, Arztpraxen) sowie diabetologische, nephrologische, onkologische und rheumatologische Fachambulanzen nehmen in dem Umfang, in dem sie am 31. Dezember 2003 zur vertragsärztlichen Versorgung zugelassen sind, weiterhin an der vertragsärztlichen Versorgung teil. Im Übrigen gelten für die Einrichtungen nach Satz 1 die Vorschriften dieses Buches, die sich auf medizinische Versorgungszentren beziehen, entsprechend. (...)

§ 95d
Pflicht zur fachlichen Fortbildung

(1) Der Vertragsarzt ist verpflichtet, sich in dem Umfang fachlich fortzubilden, wie es zur Erhaltung und Fortentwicklung der zu seiner Berufsausübung in der vertragsärztlichen Versorgung erforderlichen Fachkenntnisse notwendig ist. Die Fortbildungsinhalte müssen dem aktuellen Stand der wissenschaftlichen Erkenntnisse auf dem Gebiet der Medizin, Zahnmedizin oder Psychotherapie entsprechen. Sie müssen frei von wirtschaftlichen Interessen sein.

(2) Der Nachweis über die Fortbildung kann durch Fortbildungszertifikate der Kammern der Ärzte, der Zahnärzte sowie der Psychologischen Psychotherapeuten und Kinder- und Jugendlichenpsychotherapeuten erbracht werden. Andere Fortbildungszertifikate müssen den Kriterien entsprechen, die die jeweilige Arbeitsgemeinschaft der Kammern dieser Berufe auf Bundesebene aufgestellt hat. In Ausnahmefällen kann die Übereinstimmung der Fortbildung mit den Anforderungen nach Absatz 1 Satz 2 und 3 auch durch sonstige Nachweise erbracht werden; die Einzelheiten werden von den Kassenärztlichen Bundesvereinigungen nach Absatz 6 Satz 2 geregelt.

(3) Ein Vertragsarzt hat alle fünf Jahre gegenüber der Kassenärztlichen Vereinigung den Nachweis zu erbringen, dass er in dem zurückliegenden Fünfjahreszeitraum seiner Fortbildungspflicht nach Absatz 1 nachgekommen ist; für die Zeit des Ruhens der Zulassung ist die Frist unterbrochen. Endet die bisherige Zulassung infolge Wegzugs des Vertragsarztes aus dem Bezirk seines Vertragsarztsitzes, läuft die bisherige Frist weiter. Vertragsärzte, die am 30. Juni 2004 bereits zugelassen sind, haben den Nachweis nach Satz 1 erstmals bis zum 30. Juni 2009 zu erbringen. Erbringt ein Vertragsarzt den Fortbildungsnachweis nicht oder nicht vollständig, ist die Kassenärztliche Vereinigung verpflichtet, das an ihn zu zahlende Honorar aus der Vergütung vertragsärztlicher Tätigkeit für die ersten vier Quartale, die auf den Fünfjahreszeitraum folgen, um 10 vom Hundert zu kürzen, ab dem darauf folgenden Quartal um 25 vom Hundert. Ein Vertragsarzt kann die für den Fünfjahreszeitraum festgelegte Fortbildung binnen zwei Jahren ganz oder teilweise nachholen; die nachgeholte Fortbildung wird auf den folgenden Fünfjahreszeitraum nicht angerechnet. Die Honorarkürzung endet nach Ablauf des Quartals, in dem der vollständige Fortbildungsnachweis erbracht wird. Erbringt ein Vertragsarzt den Fortbildungsnachweis nicht spätestens zwei Jahre nach Ablauf des Fünfjahreszeitraums, soll die Kassenärztliche Vereinigung unverzüglich gegenüber dem Zulassungsausschuss einen Antrag auf Entziehung der Zulassung stellen. Wird die Zulassungsentziehung abgelehnt, endet die Honorarkürzung nach Ablauf des Quartals, in dem der Vertragsarzt den vollständigen Fortbildungsnachweis des folgenden Fünfjahreszeitraums erbringt.

(4) Die Absätze 1 bis 3 gelten für ermächtigte Ärzte entsprechend.

(5) Die Absätze 1 und 2 gelten entsprechend für angestellte Ärzte eines medizinischen Versorgungszentrums, eines Vertragsarztes oder einer Einrichtung nach § 119b. Den Fortbildungsnachweis nach Absatz 3 für die von ihm angestellten Ärzte führt das medizinische Versorgungszentrum oder der Vertragsarzt; für die in einer Einrichtung nach § 119b angestellten Ärzte wird der Fortbildungsnachweis nach Absatz 3 von der Einrichtung geführt. Übt ein angestellter Arzt die Beschäftigung länger als drei Monate nicht aus, hat die Kassenärztliche Vereinigung auf Antrag den Fünfjahreszeitraum um die Fehlzeiten zu verlängern. Absatz 3 Satz 2 bis 6 und 8 gilt entsprechend mit der Maßgabe, dass das Honorar des medizinischen Versorgungszentrums, des Vertragsarztes oder der Einrichtung nach § 119b gekürzt wird. Die Honorarkürzung endet auch dann, wenn der Kassenärztlichen Vereinigung die Beendigung des Beschäftigungsverhältnisses

nachgewiesen wird, nach Ablauf des Quartals, in dem das Beschäftigungsverhältnis endet. Besteht das Beschäftigungsverhältnis fort und hat das zugelassene medizinische Versorgungszentrum oder der Vertragsarzt nicht spätestens zwei Jahre nach Ablauf des Fünfjahreszeitraums für einen angestellten Arzt den Fortbildungsnachweis erbracht, soll die Kassenärztliche Vereinigung unverzüglich gegenüber dem Zulassungsausschuss einen Antrag auf Widerruf der Genehmigung der Anstellung stellen.

(6) Die Kassenärztlichen Bundesvereinigungen regeln im Einvernehmen mit den zuständigen Arbeitsgemeinschaften der Kammern auf Bundesebene den angemessenen Umfang der im Fünfjahreszeitraum notwendigen Fortbildung. Die Kassenärztlichen Bundesvereinigungen regeln das Verfahren des Fortbildungsnachweises und der Honorarkürzung. Es ist insbesondere festzulegen, in welchen Fällen Vertragsärzte bereits vor Ablauf des Fünfjahreszeitraums Anspruch auf eine schriftliche Anerkennung abgeleisteter Fortbildung haben. Die Regelungen sind für die Kassenärztlichen Vereinigungen verbindlich.

§ 135a
Verpflichtung zur Qualitätssicherung

(1) Die Leistungserbringer sind zur Sicherung und Weiterentwicklung der Qualität der von ihnen erbrachten Leistungen verpflichtet. Die Leistungen müssen dem jeweiligen Stand der wissenschaftlichen Erkenntnisse entsprechen und in der fachlich gebotenen Qualität erbracht werden.

(2) Vertragsärzte, medizinische Versorgungszentren, zugelassene Krankenhäuser, Erbringer von Vorsorgeleistungen oder Rehabilitationsmaßnahmen und Einrichtungen, mit denen ein Versorgungsvertrag nach § 111a besteht, sind nach Maßgabe der §§ 137 und 137d verpflichtet,

1. sich an einrichtungsübergreifenden Maßnahmen der Qualitätssicherung zu beteiligen, die insbesondere zum Ziel haben, die Ergebnisqualität zu verbessern und
2. einrichtungsintern ein Qualitätsmanagement einzuführen und weiterzuentwickeln.

Vertragsärzte, medizinische Versorgungszentren und zugelassene Krankenhäuser haben der Institution nach § 137a Abs. 1 die für die Wahrnehmung ihrer Aufgaben nach § 137a Abs. 2 Nr. 2 und 3 erforderlichen Daten zur Verfügung zu stellen.

§ 73b
Hausarztzentrierte Versorgung

(...)

(4) Zur flächendeckenden Sicherstellung des Angebots nach Absatz 1 haben Krankenkassen allein oder in Kooperation mit anderen Krankenkassen Verträge zu schließen. Die Verträge können abgeschlossen werden mit

1. (...)
2. (...)
3. Trägern von Einrichtungen, die eine hausarztzentrierte Versorgung durch vertragsärztliche Leistungserbringer, die an der hausärztlichen Versorgung nach § 73 Abs. 1a teilnehmen, anbieten,
4. (...)

Ein Anspruch auf Vertragsschluss besteht nicht. Die Aufforderung zur Abgabe eines Angebots ist unter Bekanntgabe objektiver Auswahlkriterien öffentlich auszuschreiben. Soweit die hausärztliche Versorgung der Versicherten durch Verträge nach Satz 1 durchgeführt wird, ist der Sicherstellungsauftrag nach § 75 Abs. 1 eingeschränkt. Die Krankenkassen können den der hausarztzentrierten Versorgung zuzurechnenden Notdienst gegen Aufwendungsersatz, der pauschalisiert werden kann, durch die Kassenärztlichen Vereinigungen sicherstellen lassen. (...)

§ 73c
Besondere ambulante ärztliche Versorgung

(...)

(3) Die Krankenkassen können zur Umsetzung ihres Angebots nach Absatz 1 allein oder in Kooperation mit anderen Krankenkassen Einzelverträge schließen mit

1. (...)
2. (...)
3. Trägern von Einrichtungen, die eine besondere ambulante Versorgung nach Absatz 1 durch vertragsärztliche Leistungserbringer anbieten,
4. (...)

Ein Anspruch auf Vertragsschluss besteht nicht. Die Aufforderung zur Abgabe eines Angebots ist unter Bekanntgabe objektiver Auswahlkriterien öffentlich auszuschreiben. Soweit die Versorgung der Versicherten durch Verträge nach Satz 1 durchgeführt wird, ist der Sicherstellungsauftrag nach § 75 Abs. 1 eingeschränkt. Die Krankenkassen können den diesen Versorgungsaufträgen zuzurechnenden Notdienst gegen Aufwendungsersatz, der pauschalisiert werden kann, durch die Kassenärztlichen Vereinigungen sicherstellen lassen.
(...)

§ 140b
Verträge zu integrierten Versorgungsformen

(1) Die Krankenkassen können die Verträge nach § 140a Abs. 1 nur mit
 1. (...)
 2. (...)
 3. Trägern von Einrichtungen nach § 95 Abs. 1 Satz 2 oder deren Gemeinschaften,
 4. (...)
 5. (...)
 6. (...)

abschließen.

§ 119b
Ambulante Behandlung in stationären Pflegeeinrichtungen

Stationäre Pflegeeinrichtungen können einzeln oder gemeinsam bei entsprechendem Bedarf unbeschadet des § 75 Abs. 1 Kooperationsverträge mit dafür geeigneten vertragsärztlichen Leistungserbringern schließen. Auf Antrag der Pflegeeinrichtung hat die Kassenärztliche Vereinigung zur Sicherstellung einer ausreichenden ärztlichen Versorgung von pflegebedürftigen Versicherten in der Pflegeeinrichtung Verträge nach Satz 1 anzustreben. Kommt ein Vertrag nach Satz 1 nicht innerhalb einer Frist von sechs Monaten nach Zugang des Antrags der Pflegeeinrichtung zustande, ist die Pflegeeinrichtung vom Zulassungsausschuss zur Teilnahme an der vertragsärztlichen Versorgung der pflegebedürftigen Versicherten in der Pflegeeinrichtung mit angestellten Ärzten, die in das Arztregister eingetragen sind und geriatrisch fortgebildet sein sollen, zu ermächtigen; soll die Versorgung der pflegebedürftigen Versicherten durch einen in mehreren Pflegeeinrichtungen angestellten Arzt erfolgen, ist der angestellte Arzt zur Teilnahme an der vertragsärztlichen Versorgung der pflegebedürftigen Versicherten in den Pflegeeinrichtungen zu ermächtigen. Das Recht auf freie Arztwahl der Versicherten in der Pflegeeinrichtung bleibt unberührt. Der in der Pflegeeinrichtung tätige Arzt ist bei seinen ärztlichen Entscheidungen nicht an Weisungen von Nichtärzten gebunden. Er soll mit den übrigen Leistungserbringern eng zusammenarbeiten.

§ 76
Freie Arztwahl

(1) Die Versicherten können unter den zur vertragsärztlichen Versorgung zugelassenen Ärzten, den medizinischen Versorgungszentren, den ermächtigten Ärzten, den ermächtigten oder nach § 116b an der ambulanten Versorgung teilnehmenden Einrichtungen, den Zahnkliniken der Krankenkassen, den Eigeneinrichtungen der Krankenkassen nach § 140 Abs. 2 Satz 2, den nach § 72a Abs. 3 vertraglich zur ärztlichen Behandlung verpflichteten Ärzten und Zahnärzten, den zum ambulanten Operieren zugelassenen Krankenhäusern sowie den Einrichtungen nach § 75 Abs. 9 frei wählen. Andere Ärzte dürfen nur in Notfällen in Anspruch genommen werden. Die Inanspruchnahme der Eigeneinrichtungen der Krankenkassen nach § 140 Abs. 1 und 2 Satz 1 richtet sich nach den hierüber abgeschlossenen Verträgen. Die Zahl der Eigeneinrichtungen darf auf Grund vertraglicher Vereinbarung vermehrt werden, wenn die Voraussetzungen des § 140 Abs. 2 Satz 1 erfüllt sind. (...)

2. Vorschriften aus der Ärzte-ZV

§ 1

(...)
(3) Diese Verordnung gilt für
   1. (...)
   2. die medizinischen Versorgungszentren und die dort angestellten Ärzte und Psychotherapeuten sowie
   3. (...)

entsprechend.

§ 19a

(1) Die Zulassung verpflichtet den Arzt, die vertragsärztliche Tätigkeit vollzeitig auszuüben.

(2) Der Arzt ist berechtigt, durch schriftliche Erklärung gegenüber dem Zulassungsausschuss seinen Versorgungsauftrag auf die Hälfte des Versorgungsauftrages nach Absatz 1 zu beschränken. Die Beschränkung des Versorgungsauftrages wird entweder im Rahmen eines Beschlusses nach § 19 Abs. 1 oder durch gesonderten Beschluss festgestellt.

(3) Auf Antrag des Arztes kann eine Beschränkung des Versorgungsauftrages nach Absatz 2 Satz 2 durch Beschluss aufgehoben werden. Der Antrag muss schriftlich gestellt werden. Es gelten die Vorschriften dieses Abschnitts.

§ 20

(1) Für die Ausübung vertragsärztlicher Tätigkeit ist nicht geeignet ein Arzt, der wegen eines Beschäftigungsverhältnisses oder wegen anderer nicht ehrenamtlicher Tätigkeit für die Versorgung der Versicherten persönlich nicht in erforderlichem Maß zur Verfügung steht. Ein Arzt steht auch dann für die Versorgung der Versicherten in erforderlichem Maße zur Verfügung, wenn er neben seiner vertragsärztlichen Tätigkeit im Rahmen eines Vertrages nach den §§ 73b, 73c oder 140b des Fünften Buches Sozialgesetzbuch tätig wird.

(2) Für die Ausübung vertragsärztlicher Tätigkeit ist nicht geeignet ein Arzt, der eine ärztliche Tätigkeit ausübt, die ihrem Wesen nach mit der Tätigkeit des Vertragsarztes am Vertragsarztsitz nicht zu vereinbaren ist. Die Tätigkeit in oder die Zusammenarbeit mit einem zugelassenen Krankenhaus nach § 108 des Fünften Buches Sozialgesetzbuch oder einer Vorsorge- oder Rehabilitationseinrichtung nach § 111 des Fünften Buches Sozialgesetzbuch ist mit der Tätigkeit des Vertragsarztes vereinbar.

(3) Ein Arzt, bei dem Hinderungsgründe nach den Absätzen 1 oder 2 vorliegen, kann unter der Bedingung zugelassen werden, dass der seiner Eignung entgegenstehende Grund spätestens drei Monate nach dem Zeitpunkt beseitigt wird, in dem die Entscheidung über die Zulassung unanfechtbar geworden ist.

§ 24

(1) Die Zulassung erfolgt für den Ort der Niederlassung als Arzt (Vertragsarztsitz).

(2) Der Vertragsarzt muss am Vertragsarztsitz seine Sprechstunde halten. Er hat seine Wohnung so zu wählen, dass er für die ärztliche Versorgung der Versicherten an seinem Vertragsarztsitz zur Verfügung steht. Liegt der Vertragsarztsitz in einem unterversorgten Gebiet, gilt die Pflicht bei der Wohnungswahl nach Satz 2 nicht.

(3) Vertragsärztliche Tätigkeiten außerhalb des Vertragsarztsitzes an weiteren Orten sind zulässig, wenn und soweit
   1. dies die Versorgung der Versicherten an den weiteren Orten verbessert und
   2. die ordnungsgemäße Versorgung der Versicherten am Ort des Vertragsarztsitzes nicht beeinträchtigt wird.

Sofern die weiteren Orte im Bezirk der Kassenärztlichen Vereinigung liegen, in der der Vertragsarzt Mitglied ist, hat er bei Vorliegen der Voraussetzungen nach Satz 1 Anspruch auf vorherige Genehmigung durch seine Kassenärztliche Vereinigung. Sofern die weiteren Orte außerhalb des Bezirks seiner Kassenärztlichen Vereinigung liegen, hat der Vertragsarzt bei Vorliegen der Voraussetzungen nach Satz 1 Anspruch auf Ermächtigung durch den Zulassungsausschuss, in dessen Bezirk er die Tätigkeit aufnehmen will; der Zulassungsausschuss, in dessen Bezirk er seinen Vertragsarztsitz hat, sowie die beteiligten Kassenärztlichen Vereinigungen sind vor der Beschlussfassung anzuhören. Der nach Satz 3 ermächtigte Vertragsarzt kann die für die Tätigkeit an seinem Vertragsarztsitz angestellten Ärzte auch im Rahmen seiner Tätigkeit an dem weiteren Ort beschäftigen. Er kann außerdem Ärzte für die Tätigkeit an dem weiteren Ort nach Maßgabe der Vorschriften anstellen, die für ihn als Vertragsarzt gelten würden, wenn er an dem weiteren Ort zugelassen wäre. Zuständig für die Genehmigung der Anstellung nach Satz 6 ist der für die Erteilung der Ermächtigung nach Satz 3 zuständige Zulassungsausschuss. Keiner Genehmigung bedarf die Tätigkeit eines Vertragsarztes an einem der anderen Vertragsarztsitze eines Mitglieds der überörtlichen Berufsausübungsgemeinschaft nach § 33 Abs. 2, der er angehört.

(4) Die Genehmigung und die Ermächtigung zur Aufnahme weiterer vertragsärztlicher Tätigkeiten nach Absatz 3 können mit Nebenbestimmungen erteilt

werden, wenn dies zur Sicherung der Erfüllung der Versorgungspflicht des Vertragsarztes am Vertragsarztsitz und an den weiteren Orten unter Berücksichtigung der Mitwirkung angestellter Ärzte erforderlich ist. Das Nähere hierzu ist einheitlich in den Bundesmantelverträgen zu regeln.

(5) Erbringt der Vertragsarzt spezielle Untersuchungs- und Behandlungsleistungen an weiteren Orten in räumlicher Nähe zum Vertragsarztsitz (ausgelagerte Praxisräume), hat er Ort und Zeitpunkt der Aufnahme der Tätigkeit seiner Kassenärztlichen Vereinigung unverzüglich anzuzeigen.

(6) Ein Vertragsarzt darf die Facharztbezeichnung, mit der er zugelassen ist, nur mit vorheriger Genehmigung des Zulassungsausschusses wechseln.

(7) Der Zulassungsausschuss hat den Antrag eines Vertragsarztes auf Verlegung seines Vertragsarztsitzes zu genehmigen, wenn Gründe der vertragsärztlichen Versorgung dem nicht entgegenstehen.

§ 32b

(1) Der Vertragsarzt kann Ärzte nach Maßgabe des § 95 Abs. 9 und 9a des Fünften Buches Sozialgesetzbuch anstellen. In den Bundesmantelverträgen sind einheitliche Regelungen zu treffen über den zahlenmäßigen Umfang der Beschäftigung angestellter Ärzte unter Berücksichtigung der Versorgungspflicht des anstellenden Vertragsarztes.

(2) Die Anstellung bedarf der Genehmigung des Zulassungsausschusses. Für den Antrag gelten § 4 Abs. 2 bis 4 und § 18 Abs. 2 bis 4 entsprechend. § 21 gilt entsprechend. § 95d Abs. 5 des Fünften Buches Sozialgesetzbuch gilt entsprechend.

(3) Der Vertragsarzt hat den angestellten Arzt zur Erfüllung der vertragsärztlichen Pflichten anzuhalten.

(4) Über die angestellten Ärzte führt die Kassenärztliche Vereinigung (Registerstelle) ein besonderes Verzeichnis.

§ 33

(1) Die gemeinsame Nutzung von Praxisräumen und Praxiseinrichtungen sowie die gemeinsame Beschäftigung von Hilfspersonal durch mehrere Ärzte ist zulässig. Die Kassenärztlichen Vereinigungen sind hiervon zu unterrichten. Nicht zulässig ist die gemeinsame Beschäftigung von Ärzten und Zahnärzten; dies gilt nicht für medizinische Versorgungszentren.

(2) Die gemeinsame Ausübung vertragsärztlicher Tätigkeit ist zulässig unter allen zur vertragsärztlichen Versorgung zugelassenen Leistungserbringern an einem gemeinsamen Vertragsarztsitz (örtliche Berufsausübungsgemeinschaft). Sie ist auch zulässig bei unterschiedlichen Vertragsarztsitzen der Mitglieder der Berufsausübungsgemeinschaft (überörtliche Berufsausübungsgemeinschaft), wenn die Erfüllung der Versorgungspflicht des jeweiligen Mitglieds an seinem Vertragsarztsitz unter Berücksichtigung der Mitwirkung angestellter Ärzte und Psychotherapeuten in dem erforderlichen Umfang gewährleistet ist sowie das Mitglied und die bei ihm angestellten Ärzte und Psychotherapeuten an den Vertragsarztsitzen der anderen Mitglieder nur in zeitlich begrenztem Umfang tätig werden. Die gemeinsame Berufsausübung, bezogen auf einzelne Leistung, ist zulässig, sofern diese Berufsausübungsgemeinschaft nicht zur Erbringung überweisungsgebundener medizinisch-technischer Leistungen mit überweisungsberechtigten Leistungserbringern gebildet wird.

(3) Die Berufsausübungsgemeinschaft bedarf der vorherigen Genehmigung des Zulassungsausschusses. Für überörtliche Berufsausübungsgemeinschaften mit Vertragsarztsitzen in mehreren Zulassungsbezirken einer Kassenärztlichen Vereinigung wird der zuständige Zulassungsausschuss durch Vereinbarung zwischen der Kassenärztlichen Vereinigung sowie den Landesverbänden der Krankenkassen und den Verbänden der Ersatzkassen bestimmt. Hat eine überörtliche Berufsausübungsgemeinschaft Mitglieder in mehreren Kassenärztlichen Vereinigungen, so hat sie den Vertragsarztsitz zu wählen, der maßgeblich ist für die Genehmigungsentscheidung sowie für die auf die gesamte Leistungserbringung dieser überörtlichen Berufsausübungsgemeinschaft anzuwendenden ortsgebundenen Regelungen, insbesondere zur Vergütung, zur Abrechnung sowie zu den Abrechnungs-, Wirtschaftlichkeits- und Qualitätsprüfungen. Die Wahl hat jeweils für einen Zeitraum von mindestens zwei Jahren unwiderruflich zu erfolgen. Die Genehmigung kann mit Auflagen erteilt werden, wenn dies zur Sicherung der Anforderungen nach Absatz 2 erforderlich ist; das Nähere hierzu ist einheitlich in den Bundesmantelverträgen zu regeln.

3. Regelungen aus den BMV-Ärzte / EKV

Die Bundesmantelverträge regeln unterhalb des SGB V die Rahmenbedingungen für die ambulante ärztliche Versorgung in der gesetzlichen Krankenversicherung. Auf der Bundesebene wurden die Verträge bislang zwischen der Kassenärztlichen Bundesvereinigung und den Spitzenverbänden der Krankenkassen im Rahmen der gemeinsamen Selbstverwaltung abgeschlossen. Seit 1. Juli 2008 ist der Spitzenverband Bund der Krankenkassen Vertragspartner der Kassenärztlichen Bundesvereinigung. Der Inhalt der Bundesmantelverträge ist gem. § 82 Abs. 1 Satz 2 SGB V Bestandteil der auf Landesebene zu vereinbarenden Gesamtverträge (§ 83 SGB V).

Derzeit besteht für die Primärkassen und für die Ersatzkassen jeweils ein eigener Bundesmantelvertrag: Bundesmantelvertrag-Ärzte (BMV-Ärzte) und Bundesmantelvertrag-Ärzte/Ersatzkassen (EKV) jeweils in der Fassung vom 1. Juli 2008.

Nachfolgend sind für MVZ wichtige Regelungen des BMV-Ä wiedergegeben. Auf die jeweils entsprechende Regelung im EKV verweist der Klammerzusatz am Ende der einzelnen Regelungen. Die Bundesmantelverträge stehen auf der Homepage der Kassenärztlichen Bundesvereinigung als Download zur Verfügung.

§ 1
Vertragsgegenstand, Sondervereinbarungen

(1) Dieser Vertrag regelt als allgemeiner Inhalt der Gesamtverträge die vertragsärztliche Versorgung. Sein Geltungsbereich erstreckt sich auf den Geltungsbereich des SGB V. Soweit sich Regelungen nur auf das in Artikel 3 des Einigungsvertrages genannte Gebiet beziehen, wird im Folgenden dafür der Begriff „neue Bundesländer" verwendet.

(2) Bestandteil dieses Vertrages sind der auf der Grundlage des Einheitlichen Bewertungsmaßstabes (EBM) erstellte Bewertungsmaßstab für vertragsärztliche Leistungen (BMÄ) und die besonderen Vereinbarungen in den Anlagen:
(...)

(6) Sofern sich die Vorschriften dieses Vertrages und seiner Anlage auf Vertragsärzte beziehen, gelten sie entsprechend für Medizinische Versorgungszentren, sofern nicht ausdrücklich etwas anderes vorgesehen ist oder Abweichendes aus der Besonderheit Medizinischer Versorgungszentren folgt.

(§ 1 Abs. 1, 4 und 8 Bundesmantelvertrag Ärzte/Ersatzkassen (EKV))

§ 4
Zulassung und Ermächtigung

(1) An der vertragsärztlichen Versorgung nehmen zugelassene Ärzte (Vertragsärzte), zugelassene medizinische Versorgungszentren, nach § 311 Abs. 2 Satz 1 und 2 SGB V zugelassene Einrichtungen in dem Umfang, in dem sie am 31.12.2003 zur vertragsärztlichen Versorgung zugelassen waren (neue Bundesländer), sowie ermächtigte Ärzte und ermächtigte ärztlich geleitete Einrichtungen teil. Angestellte Ärzte in Vertragsarztpraxen und in Medizinischen Versorgungszentren nehmen an der vertragsärztlichen Versorgung im Rahmen ihres Status teil; sie haben die sich aus der Teilnahme an der vertragsärztlichen Versorgung ergebenden Pflichten zu beachten, auch wenn sie nicht Mitglied der Kassenärztlichen Vereinigung sind. (...)

(§ 8 Abs. 1 Bundesmantelvertrag Ärzte/Ersatzkassen (EKV))

§ 15a
Vertragsärztliche Tätigkeit an weiteren Orten (Betriebsstätten) und in gemeinschaftlicher Berufsausübung

(1) Der Vertragsarzt kann unter den Voraussetzungen des Absatzes 2 an weiteren Orten vertragsärztlich tätig sein. Betriebsstätte ist der Vertragsarztsitz. Jeder Ort einer weiteren Tätigkeit des Vertragsarztes ist eine Nebenbetriebsstätte der vertragsärztlichen Tätigkeit. Wird der Vertragsarzt gleichzeitig als angestellter Arzt in einem Medizinischen Versorgungszentrum oder bei einem anderen Vertragsarzt tätig, ist dieser Tätigkeitsort des Arztes die Betriebsstätte des Medizinischen Versorgungszentrums oder die Betriebsstätte des anderen Vertragsarztes. Wird der Vertragsarzt außerhalb seines Vertragsarztsitzes gemäß Absatz 4 in einer Berufsausübungsgemeinschaft tätig, ist der weitere Tätigkeitsort die Betriebsstätte der Berufsausübungsgemeinschaft. Dies gilt auch, wenn sich die gemeinsame Berufsausübung auf einzelne Leistungen beschränkt. Betriebsstätten des Belegarztes sind sowohl die Arztpraxis als auch das Krankenhaus. Betriebsstätte des ermächtigten Arztes ist der Ort der Ausübung seiner vertragsärztlichen Tätigkeit, zu der er ermächtigt ist.

(2) Die Tätigkeit des Vertragsarztes in einer weiteren Nebenbetriebsstätte außerhalb des Vertragsarztsitzes ist zulässig, wenn sie gemäß § 24 Ärzte-ZV genehmigt worden ist oder nach dieser Vorschrift ohne Genehmigung erlaubt ist. Tätigkeitsorte, an denen Anästhesisten vertragsärztliche Leistungen außerhalb ihres Vertragsarztsitzes erbringen, gelten als Nebenbetriebsstätten des Anästhesisten; Nebenbetriebsstätten des Anästhesisten sind auch Vertragszahnarztpraxen. Die Nebenbetriebsstätten der Anästhesisten bedürfen der Genehmigung der Kassenärztlichen Vereinigung. Soweit es sich um Nebenbetriebsstätten handelt, an denen schmerztherapeutische Leistungen erbracht werden, ist die Genehmigung zu erteilen, wenn die Voraussetzungen des § 24 Abs. 3 Ärzte-ZV vorliegen. Werden nur anästhesiologische Leistungen erbracht, ist die Genehmigung zu erteilen, wenn die Versorgung durch die Anzahl der Nebenbetriebsstätten nicht gefährdet ist. Nebenbetriebsstätten des Anästhesisten in Bezirken einer anderen Kassenärztlichen Vereinigung bedürfen der Genehmigung der Kassenärztlichen Vereinigung seines Vertragsarztsitzes; § 24 Abs. 3 Ärzte-ZV bleibt unberührt, sofern es sich um schmerztherapeutische Leistungen handelt.

(3) Absätze 1 und 2 gelten für Medizinische Versorgungszentren entsprechend. Weitere Einrichtungen von Medizinischen Versorgungszentren sind Nebenbetriebsstätten des Medizinischen Versorgungszentrums.

(4) Die gemeinsame Berufsausübung ist mit Genehmigung des Zulassungsausschusses gemäß § 33 Ärzte-ZV zulässig. Haben die Berufsausübungsgemeinschaftspartner denselben Vertragsarztsitz ist dieser Ort Betriebsstätte der Berufsausübungsgemeinschaft. Die Bildung weiterer Nebenbetriebsstätten bedarf, soweit vorgeschrieben, der Genehmigung nach Absatz 2. Hat die Berufsausübungsgemeinschaft mehrere örtlich unterschiedliche Vertragsarztsitze im Bezirk einer Kassenärztlichen Vereinigung, bestimmen die Berufsausübungsgemeinschaftspartner durch Anzeige an die Kassenärztliche Vereinigung einen Vertragsarztsitz als Betriebsstätte und den oder die weiteren Vertragsarztsitze als Nebenbetriebsstätten; die Wahl des Sitzes ist für den Ort zulässig, wo der Versorgungsschwerpunkt der Tätigkeit der Berufsausübungsgemeinschaft liegt. Die Wahlentscheidung ist für die Dauer von zwei Jahren verbindlich. Sie kann nur jeweils für den Beginn eines Quartals getroffen werden. Unterbleibt die Festlegung nach Fristsetzung der Kassenärztlichen Vereinigung, bestimmt diese die Betriebsstätte und die Nebenbetriebsstätte. Sind die Berufsausübungsgemeinschaftspartner wechselseitig an diesen Vertragsarztsitzen tätig, bedarf dies nicht der Genehmigung nach Absatz 2, wenn die Voraussetzungen der Präsenzverpflichtung nach § 17 erfüllt sind und eine Tätigkeit am jeweils anderen Vertragsarztsitz nur in begrenztem Umfang ausgeübt wird; hinsichtlich des zeitlichen Umfangs einer entsprechenden Tätigkeit gilt insoweit § 17 Abs. 1a. Auf Verlangen der zuständigen Kassenärztlichen Vereinigung ist dies nachzuweisen; sie kann die Verpflichtung durch Auflagen sichern. Sollen neben der Tätigkeit an den Vertragsarztsitzen weitere Nebenbetriebsstätten errichtet werden, bedarf dies der Genehmigung nach Absatz 2, soweit diese vorgesehen ist. Für Gemeinschaftspraxen mit Vertragsarztsitzen in Bereichen von mindestens zwei Kassenärztlichen Vereinigungen gilt ergänzend § 15b.

(5) Die gemeinsame Berufsausübung kann sich auf die Erbringung einzelner Leistungen beschränken (Teilberufsausübungsgemeinschaft). Unbeschadet des Erfordernisses der Genehmigung nach § 33 Abs. 3 Ärzte-ZV ist eine solche Teilberufsausübungsgemeinschaft nur zulässig, wenn das zeitlich begrenzte Zusammenwirken der Ärzte erforderlich ist, um Patienten zu versorgen, die einer gemeinschaftlichen Versorgung der der Teilberufsausübungsgemeinschaft angehörenden Ärzte bedürfen, und die Ärzte gemeinschaftlich im Rahmen des § 17 Abs. 1a zur Verfügung stehen. Die Möglichkeit für den Patienten, die Zweitmeinung anderer Ärzte, welche nicht in der Teilberufsausübungsgemeinschaft zusammengeschlossen sind, einzuholen, darf nicht beeinträchtigt werden.

(6) Wird die Tätigkeit in einer Nebenbetriebsstätte nach Absatz 2 genehmigt, ist der Arzt verpflichtet, die Behandlung von Versicherten an diesem Tätigkeitsort grundsätzlich persönlich durchzuführen. Die Beschäftigung eines Assistenten (angestellter Arzt) allein zur Durchführung der Behandlung an dieser Nebenbetriebsstätte ist gestattet, wenn dies von der Genehmigung der Tätigkeit an diesem Ort umfasst ist. § 17 Abs. 1a Satz 3 bleibt unberührt.

(7) Wird die Genehmigung nach Absatz 2 widerrufen, ist dem Vertragsarzt eine angemessene Übergangszeit zur Beendigung seiner Tätigkeit an der Nebenbetriebsstätte einzuräumen.

(§ 15a Bundesmantelvertrag Ärzte/Ersatzkassen (EKV))

§ 15b
KV-bereichsübergreifende Berufsausübungsgemeinschaften

Für Berufsausübungsgemeinschaften, welche Vertragsarztsitze in Bereichen mehrerer Kassenärztlicher Vereinigungen haben, gelten ergänzend die Richtlinien der Kassenärztlichen Bundesvereinigung gemäß § 75 Abs. 7. Die Wahl des Vertragsarztsitzes für zwei Jahre gemäß § 33 Abs. 3 Satz 2 Ärzte-ZV (Hauptsitz der bereichsübergreifenden Berufsausübung) kann nur jeweils zum Beginn eines Quartals durch Anzeige an die maßgebliche Kassenärztliche Vereinigung erfolgen. Für die Tätigkeit der Mitglieder der Berufsausübungsgemeinschaft an örtlich unterschiedlichen Vertragsarztsitzen gilt § 17 Abs. 1a.

(§ 15b Bundesmantelvertrag Ärzte/Ersatzkassen (EKV))

§ 15c
Berufsausübungsgemeinschaften zwischen Medizinischen Versorgungszentren und Vertragsärzten

§§ 15a und 15b gelten entsprechend für Berufsausübungsgemeinschaften zwischen Medizinischen Versorgungszentren und Vertragsärzten unabhängig von der jeweiligen Rechtsform.

(§ 15c Bundesmantelvertrag Ärzte/Ersatzkassen (EKV))

§ 17
Sprechstunden, Besuche

(1) Der Vertragsarzt ist gehalten, an seinem Vertragsarztsitz sowie weiteren Tätigkeitsorten Sprechstunden entsprechend dem Bedürfnis nach einer ausreichenden und zweckmäßigen vertragsärztlichen Versorgung mindestens in dem in Absatz 1a geregelten Umfang festzusetzen und seine Sprechstunden auf einem Praxisschild bekannt zu geben; die Höchstzeiten für Tätigkeiten an weiteren Tätigkeitsorten sind zu beachten. Die Sprechstunden sind grundsätzlich mit festen Uhrzeiten auf dem Praxisschild anzugeben. Sprechstunden „nach Vereinbarung" oder die Ankündigung einer Vorbestellpraxis dürfen zusätzlich angegeben werden. Die Ankündigung besonderer Sprechstunden ist nur für die Durchführung von Früherkennungsuntersuchungen zulässig.

(1a) Der sich aus der Zulassung des Vertragsarztes ergebende Versorgungsauftrag ist dadurch zu erfüllen, dass der Vertragsarzt an seinem Vertragsarztsitz persönlich mindestens 20 Stunden wöchentlich in Form von Sprechstunden zur Verfügung steht. Für einen Teilversorgungsauftrag nach § 19a Ärzte-ZV gelten die in Satz 1 festgelegten Sprechstundenzeiten entsprechend auf der Grundlage von zehn Stunden wöchentlich für den Vertragsarztsitz. In allen Fällen der Ausübung vertragsärztlicher Tätigkeit an einem weiteren oder mehreren Tätigkeitsorten außerhalb des Vertragsarztsitzes gilt, dass die Tätigkeit am Vertragsarztsitz alle Tätigkeiten außerhalb des Vertragsarztsitzes zeitlich insgesamt überwiegen muss. Bei Medizinischen Versorgungszentren gelten die vorgenannten Regelungen mit der Maßgabe, dass die angegebenen Mindestzeiten für den Versorgungsauftrag des Medizinischen Versorgungszentrums insgesamt unabhängig von der Zahl der beschäftigten Ärzte anzuwenden sind. Satz 3 gilt entsprechend. Zur Sicherung der Versorgungspräsenz am Vertragsarztsitz und den weiteren Orten sollen Mindest- und/oder Höchstzeiten an den weiteren Orten festgelegt werden.

(§ 13 Abs. 7 und 7a Bundesmantelvertrag Ärzte/Ersatzkassen (EKV))

C. Zentrale steuerrechtliche Regelungen

1. Vorschriften aus dem Regierungsentwurf JStG 2009 vom 18.06.2008)

Die derzeitigen Steuerbefreiungsregelungen in den §§ 4 Nr. 14 und 16 UStG beinhalten keine Regelungen zu den „Neuen Versorgungsformen". Sie sollen nach dem Willen des Gesetzgebers grundlegend überarbeitet und an die Entwicklung im Bereich der gesetzlichen Krankenversicherung und der dazu ergangenen Rechtsprechung angepasst werden.

Seit dem 18. Juni 2008 liegt hierzu der Regierungsentwurf eines Jahressteuergesetzes 2009 (JStG 2009) vor, der zum 1. Januar 2009 in Kraft treten soll.

Die Umsatzsteuerbefreiung heilkundlicher Leistungen soll insgesamt in § 4 Nr. 14 UStG geregelt werden. Die derzeit noch in § 4 Nr. 14 UStG und in § 4 16 UStG enthaltenen – getrennten – Vorschriften für den niedergelassenen Bereich bzw. den stationären und teilstationären Bereich sollen hierdurch in einer Vorschrift zusammengefasst werden, und zwar in § 4 Nr. 14 UStG (neue Fassung). Einzelne „neue Versorgungsformen" sollen dabei ausdrücklich gesetzlich geregelt werden.

Artikel 7
Änderung des Umsatzsteuergesetzes

§ 4 UStG
Steuerbefreiungen bei Lieferungen und sonstigen Leistungen

Von den unter § 1 Abs. 1 Nr. 1 fallenden Umsätzen sind steuerfrei: ...

14. a) Heilbehandlungen im Bereich der Humanmedizin, die im Rahmen der Ausübung der Tätigkeit als Arzt, Zahnarzt, Heilpraktiker, Physiotherapeut, Hebamme oder einer ähnlichen heilberuflichen Tätigkeit durchgeführt werden; dies soll aber nicht gelten für die Lieferung oder Wiederherstellung von Zahnprothesen (aus Unterpositionen 9021 21 und 9021 2900 des Zolltarifs) und kieferorthopädischen Apparaten (aus Unterposition 9021 10 des Zolltarifs), soweit sie der Unternehmer in seinem Unternehmen hergestellt oder wiederhergestellt hat;
    b) Krankenhausbehandlungen und ähnliche Heilbehandlungen einschließlich der Diagnostik, Befunderhebung, Vorsorge, Rehabilitation, Geburtshilfe und Hospizleistungen sowie damit eng verbundene Umsätze, die von Einrichtungen des öffentlichen Rechts erbracht werden. Die in Satz 1 bezeichneten Leistungen sollen auch steuerfrei sein, wenn sie von
        aa) zugelassenen Krankenhäusern nach § 108 SGB V,
        bb) Zentren für ärztliche Heilbehandlung und Diagnostik oder Befunderhebung, die an der vertragsärztlichen Versorgung nach § 95 SGB V teilnehmen oder für die Regelungen nach § 115 SGB V gelten,
        cc) Einrichtungen, mit denen Verträge nach § 34 SGB VII bestehen,
        dd) Einrichtungen, mit denen Versorgungsverträge nach den §§ 111 und 111a SGB V bestehen,
        ee) Rehabilitationseinrichtungen, mit denen Verträge nach § 21 SGB IX bestehen,
        ff) Einrichtungen zur Geburtshilfe, für die Verträge nach § 134a SGB V gelten, oder
        gg) Hospizen, mit denen Verträge nach § 39a Abs. 1 SGB V bestehen,

erbracht werden und es sich ihrer Art nach um Leistungen handelt, auf die sich die Zulassung, der Vertrag oder die Regelung nach SGB jeweils bezieht;

c) Leistungen nach den Buchstaben a und b, die von Einrichtungen nach § 140b Abs. 1 SGB V erbracht werden, mit denen Verträge zur integrierten Versorgung nach § 140a SGB V bestehen;

d) sonstige Leistungen von Gemeinschaften, deren Mitglieder Angehörige der in Buchstabe a bezeichneten Berufe oder Einrichtungen im Sinne des Buchstaben b sind, gegenüber ihren Mitgliedern, soweit diese Leistungen für unmittelbare Zwecke der Ausübung der Tätigkeiten nach Buchstabe a oder b verwendet werden und die Gemeinschaft von ihren Mitgliedern lediglich die genaue Erstattung des jeweiligen Anteils an den gemeinsamen Kosten fordert.

2. Veröffentlichungen der Finanzbehörden

2.1 Medizinisches Versorgungszentrum nach § 95 SGB V als Einrichtung der Wohlfahrtspflege i. S. des § 66 AO

Verfügung der OFD Frankfurt/M. vom 26.09.2006, Az.: S 0184 A – 11 – St 53 (in: Der Betrieb 2006, S. 2261)

Auf der Grundlage von § 95 SGB V werden von im System der gesetzlichen Krankenversicherung tätigen Leistungserbringern, insbes. Krankenhäusern, „Medizinische Versorgungszentren" (MVZ) gegründet. Hierbei handelt es sich um Einrichtungen der ambulanten Pflege, die mit Hilfe angestellter Ärzte oder freiberuflicher Vertragsärzte ambulante medizinische Leistungen erbringen. Nach einer Entscheidung der obersten Finanzbehörden des Bundes und der Länder können die MVZ bei Vorliegen der übrigen Voraussetzungen für die Gemeinnützigkeit Zweckbetriebe nach § 66 AO sein. Voraussetzung hierfür ist, das mindestens zwei Drittel der Leistungen hilfsbedürftigen Personen i. S. des § 53 AO zugute kommen. Eine Beurteilung als Zweckbetrieb nach §§ 65, 67 AO kommt hingegen nicht in Betracht.

2.2 Umsatzsteuerbefreiung: Abschn. 93 Abs. 3 Umsatzsteuer-Richtlinien 2008

Medizinische Versorgungszentren im Sinne des § 95 SGB V erbringen rechtsformunabhängig steuerfreie ärztliche Leistungen im Sinne des § 4 Nr. 14 UStG.

Medizinisches Versorgungszentrum § 95 SGB V

Die an einem Medizinischen Versorgungszentrum selbständig tätigen Ärzte erbringen auch dann steuerfreie Leistungen im Sinne des § 4 Nr. 14 UStG, wenn sie ihre Leistungen gegenüber dem Medizinischen Versorgungszentrum erbringen.

2.3 Annahme wirtschaftlicher Geschäftsbetriebe bei Krankenhäusern i.S.d. § 67 AO

Bayerisches Staatsministerium der Finanzen, Erlass (koordinierter Ländererlass) vom 16.03.2005, Az.: 33 - S- 0186 - 007 - 11389/05 (in: Der Betrieb 2005, S. 582)

1. Überlassung von Fernsprecheinrichtungen und Fernsehgeräten durch das Krankenhaus gegen Entgelt an die Patienten ...

2. Personal- und Sachmittelgestellung an eine private Klinik, an eine ärztliche Gemeinschaftspraxis oder an Belegärzte

Überlassen gemeinnützigen Zwecken dienende Krankenhäuser entgeltlich Personal- und Sachmittel an eine private nicht gemeinnützigen Zwecken dienende Klinik, an eine ärztliche Gemeinschaftspraxis oder an Belegärzte und räumen den Vertragspartnern die Möglichkeit ein, Patienten an das Krankenhaus zu überweisen, die dort stationär versorgt werden, wird auch mit dieser Tätigkeit ein wirtschaftlicher Geschäftsbetrieb begründet, da es bei dem Krankenhaus an einer eigenen unmittelbaren Tätigkeit i.S.d. § 57 Abs. 1 Satz 1 AO mangelt.

Eine für die Gemeinnützigkeit erforderliche unmittelbare Förderung der Allgemeinheit (Patienten) liegt nicht vor, da das Krankenhaus mit seinen Leistungen lediglich die eigenwirtschaftlichen Interessen der Vertragspartner fördert und nur die Vertragspartner in Rechtsbeziehung zu den Patienten stehen und Leistungen erbringen.

Die Vertragspartner sind auch nicht Hilfsperson i.S.d. § 57 Abs. 1 Satz 2 AO.

3. Personal- und Sachmittelgestellung an Chefärzte

- Erbringung von Wahlleistungen gegenüber den Krankenhauspatienten

Krankenhäuser räumen im Regelfall im Rahmen des Anstellungsvertrages ihren Chefärzten das Recht ein, gegen Zahlung eines Nutzungsentgelts für die

Inanspruchnahme von Personal und Inventar so genannte Wahlleistungen gegenüber stationär aufgenommenen Patienten des Krankenhauses zu erbringen und diese selbst zu liquidieren.

Mit der Vergütung der Arbeitnehmertätigkeit und der Einräumung des Liquidationsrechts sind Überstunden sowie Mehr-, Samstags-, Sonntags-, Feiertags- und Nachtarbeit jeder Art sowie Bereitschaftsdienst und Rufbereitschaft des Chefarztes abgegolten.

Vertragspartner des Patienten ist auch für Wahlleistungen das Krankenhaus.

Das vom Chefarzt zu zahlende Nutzungsentgelt wird nach der Bundespflegesatzverordnung (BPflV) auf den Pflegesatz angerechnet und hat damit unmittelbaren Einfluss auf die Höhe des Budgets und der Pflegesätze, die das Krankenhaus bei den Kostenträgern für seine Leistungen geltend machen kann.

Die entgeltliche Personal- und Sachmittelgestellung des Krankenhauses an den Chefarzt zur Erbringung von Wahlleistungen gegenüber Krankenhauspatienten ist dem Zweckbetrieb Krankenhaus i.S.d. § 67 AO zuzurechnen.

Da der Vertrag über die gesondert berechenbaren ärztlichen Wahlleistungen ausschließlich zwischen dem Patienten und dem Krankenhaus zustande kommt und die Nutzungsentgelte, die der Chefarzt an das Krankenhaus zu zahlen hat, unmittelbaren Einfluss auf die Höhe des Budgets und der Pflegesätze haben, die das Krankenhaus bei den Kostenträgern für seine Leistungen geltend machen kann, verfolgt das Krankenhaus auch mit der Personal- und Sachmittelgestellung an den Chefarzt unmittelbar seine steuerbegünstigten satzungsmäßigen Zwecke der Förderung der öffentlichen Gesundheitspflege.

Der Chefarzt ist in die Erfüllung des satzungsmäßigen Zwecks als Hilfsperson i.S.d. § 57 Abs. 1 Satz 2 AO eingeschaltet, indem er aufgrund der Dienstvereinbarung mit dem Krankenhaus einen konkreten Auftrag des Krankenhauses in Form von ärztlichen Wahlleistungen gegenüber dem Patienten erbringt.
Dem Krankenhaus ist damit das Wirken der Hilfsperson wie eigenes Wirken zuzurechnen.

- Betrieb einer ambulanten Praxis im Krankenhaus
  (genehmigte Nebentätigkeit)

Neben dem Anstellungsvertrag und der Regelung der Liquidationsberechtigung im Hinblick auf die ärztlichen Wahlleistungen gegenüber Krankenhauspatienten ist Gegenstand der Vereinbarungen zwischen dem

Krankenhaus und den Chefärzten in der Regel auch eine separate Regelung über so genannte „Nebentätigkeiten".

Danach haben Chefärzte die Möglichkeit, im Rahmen einer von ihnen betriebenen „Ambulanz" im eigenen Namen und auf eigene Rechnung auch solche Patienten zu behandeln, die sich nicht in stationärer Behandlung des Krankenhauses befinden.

Das Krankenhaus stellt den Chefärzten hierfür gegen Nutzungsentgelt ebenfalls Personal und Sachmittel zur Verfügung.

Insoweit begründet die entgeltliche Personal- und Sachmittelgestellung an den Chefarzt einen steuerpflichtigen wirtschaftlichen Geschäftsbetrieb des Krankenhauses.

Das Krankenhaus wird damit nicht mehr im Rahmen seines Zweckbetriebs i.S.d. § 67 AO tätig, weil es an einer unmittelbaren Förderung der steuerbegünstigten satzungsmäßigen Zwecke fehlt und das Krankenhaus im Übrigen auch nicht selbstlos die Allgemeinheit fördert.

Die Leistungen des Krankenhauses kommen nicht unmittelbar im Sinne des § 57 Abs. 1 Satz 1 AO den Krankenhauspatienten zugute, sondern ausschließlich den Chefärzten, die mit dem überlassenen Personal bzw. mit den überlassenen Sachmitteln ihre eigenwirtschaftlichen Zwecke verfolgen.

Die ambulante Tätigkeit des Chefarztes kann nicht als Hilfstätigkeit angesehen werden, da keine ärztliche Leistung des Krankenhauses gegenüber den Krankenhauspatienten vorliegt, sondern der Chefarzt im eigenen Namen und für eigene Rechnung gegenüber den Patienten tätig wird.

Ein anteiliger Abzug von Aufwendungen als Betriebsausgaben - soweit sie mit dem steuerpflichtigen wirtschaftlichen Geschäftsbetrieb in Zusammenhang stehen - ist möglich, wenn eine Mitveranlassung durch den steuerpflichtigen wirtschaftlichen Geschäftsbetrieb besteht und ein objektiver Maßstab für die Aufteilung der Aufwendungen auf den ideellen Bereich einschließlich der Zweckbetriebe und den steuerpflichtigen wirtschaftlichen Geschäftsbetrieb besteht.

Dabei sind die einzelnen Aufwendungen isoliert zu betrachten (AEAO Nr. 6 zu § 64 Abs. 1 AO)

Bei der Gewinnermittlung können daher z.B. anteilige Personalkosten für Arzthelferinnen, Schreibdienst und Buchhaltung und auf der Grundlage des

„Tarifs der Deutschen Krankenhausgesellschaft für die Abrechnung erbrachter Leistungen und für die Kostenerstattungen vom Arzt an das Krankenhaus" (DKG-NT) ermittelte Sachkosten als Betriebsausgaben berücksichtigt werden.

Die Berücksichtigung des anteiligen Grundgehalts des Chefarztes selbst kommt nicht in Betracht, da die Nebentätigkeit außerhalb der vertraglichen Dienstverpflichtung stattfindet.

2.4 Umsatzsteuerliche Behandlung der Leistungen eines medizinischen Versorgungszentrums (§ 95 SGB V), einer Praxisklinik und einer Managementgesellschaft (§ 140b Abs. 1 Nr. 4 SGB V) sowie der Personal- und Sachmittelgestellung von Krankenhäusern an Chefärzte für das Betreiben einer eigenen Praxis im Krankenhaus

BMF-Schreiben vom 15.06.2006, Az.: IV A 6 – S 7170 – 39/0, BStBl 2006 Teil I, S. 405

Unter Bezugnahme auf die Ergebnisse der Erörterungen mit den obersten Finanzbehörden der Länder gilt zur umsatzsteuerlichen Behandlung der Leistungen eines medizinischen Versorgungszentrums (§ 95 SGB V), einer Praxisklinik und einer Managementgesellschaft (§ 140b Abs. 1 Nr. 4 SGB V) sowie der Personal- und Sachmittelgestellung von Krankenhäusern an Chefärzte für das Betreiben einer Praxis im Krankenhaus Folgendes:

<u>Medizinisches Versorgungszentrum i.S.d. § 95 SGB V</u>

Medizinische Versorgungszentren i.S.d. § 95 SGB V erbringen rechtsformunabhängig steuerfreie Leistungen i.S.d. § 4 Nr. 14 UStG; die an einem medizinischen Versorgungszentrum selbständig tätigen Ärzte erbringen ebenfalls steuerfreie Leistungen i.S.d. § 4 Nr. 14 UStG, auch wenn der Behandlungsvertrag zwischen dem Arzt und dem medizinischen Versorgungszentrum abgeschlossen wurde.

<u>Praxisklinik</u>

Heilbehandlungen einer Praxisklinik, der im Rahmen eines Modellvorhabens nach §§ 63 ff. SGB V bzw. aufgrund eines Vertrags zur Integrierten Versorgung gem. §§ 140a ff. SGB V die ambulante Versorgung der Mitglieder der Krankenkasse mit kurzzeitiger operativer Nachsorge im überwachten Bett übertragen wurde, sind unter den weiteren Voraussetzungen des § 4 Nr. 16

Buchstabe c UStG steuerfrei, sofern die Praxisklinik die Behandlung der Patienten mit angestellten Ärzten oder unter Einbindung selbständiger Ärzte im eigenen Namen erbringt.

Die Überlassung des Operationsbereichs und die damit verbundene Gestellung von medizinischem Hilfspersonal durch die Praxisklinik an selbständige Ärzte für deren ambulante Operationen im Rahmen einer Heilbehandlung ist als eng mit dem Betrieb der Einrichtung anzusehen und somit unter den weiteren Voraussetzungen des § 4 Nr. 16 Buchstabe c UStG ebenfalls steuerfrei, sofern ein therapeutischer Zweck im Vordergrund steht.

<u>Managementgesellschaft i. S. d. § 140b Abs. 1 Nr. 4 SGB V (Träger, die nicht selbst Versorger sind, sondern eine Versorgung durch dazu berechtigte Leistungserbringer anbieten)</u>

Managementgesellschaften, denen im Rahmen eines mit einer Krankenkasse geschlossenen Vertrags zur Integrierten Versorgung gem. § 140a ff. SGB V die vollständige bzw. teilweise ambulante und/oder stationäre Versorgung der Mitglieder der Krankenkasse unter vollständiger Budgetverantwortung übertragen wird, erbringen gegenüber der Krankenkasse eigene Behandlungsleistungen, die unter den Voraussetzungen des § 4 Nr. 14 und/oder Nr. 16 UStG steuerfrei sind.

Sofern in einem Vertrag zur Integrierten Versorgung lediglich Steuerungs-, Koordinierungs- und/oder Managementaufgaben von der Krankenkasse auf die Managementgesellschaft übertragen werden, handelt es sich hierbei um die Auslagerung von Verwaltungsaufgaben. Diese Leistungen der Managementgesellschaft gegenüber der Krankenkasse sind steuerpflichtig.

<u>Personal- und Sachmittelgestellung von Krankenhäusern an Chefärzte für das Betreiben einer eigenen Praxis im Krankenhaus</u>

Die entgeltliche Personal- und Sachmittelgestellung von Krankenhäusern an angestellte Chefärzte für das Betreiben einer eigenen Praxis im Krankenhaus stellt einen mit dem Betrieb eines Krankenhauses eng verbundenen Umsatz dar und ist somit unter den weiteren Voraussetzungen des § 4 Nr. 16 UStG steuerfrei.

Die getroffenen Entscheidungen sind in allen noch offenen Fällen anzuwenden; für Umsätze bis zum 30. Juni 2006 ist es nicht zu beanstanden, wenn der Unternehmer diese als steuerpflichtig behandelt hat.

D. Sonstige Rechtsbereiche

- Gesellschaftsrecht bei der Wahl der Rechtsform für ein MVZ
- Kammer- und Heilberufsgesetze der Länder bei der Wahl der Rechtsform für ein MVZ
- (Muster)Weiterbildungsordnung für Ärzte bzw. Weiterbildungsordnung der Landesärztekammern (bzgl. Facharzt- und Schwerpunktbezeichnungen)
- Allgemeines Arbeitsrecht bei Anstellung von Ärzten; ggf. Beachtung von Tarifverträgen
- Arbeitnehmerüberlassungsgesetz (AÜG) z.B. bei Personalgestellung des Krankenhauses an MVZ
- Krankenhausgesetze der Länder
- Kommunales Recht bei öffentlichen Krankenhausträgern

VII. Ambulante Behandlung im Krankenhaus § 116b Abs. 2 SGB V

A. Überblick

Rechtsgrundlage: § 116b Abs. 2 SGB V

Definition: Berechtigung geeigneter Krankenhäuser zur ambulanten Behandlung bei bestimmten Erkrankungen und für hochspezialisierte Leistungen.

Gesetzgebung: Eingeführt zum 01.01.2004 durch das GMG als Einzelvertragssystem.

Geändert zum 01.04.2007 durch das GKV-WSG: Wechsel vom Einzelvertragssystem zu einem Zulassungsverfahren durch die Länder

Geändert zum 01.07.2008 durch das PfWG: Berechtigung zur Verordnung von Arznei-, Heil- und Hilfsmitteln.

Systematik: Öffnung der Krankenhäuser für ambulante Leistungen außerhalb der vertragsärztlichen Bedarfsplanung

Leistungserbringer: berechtigte Krankenhäuser

Voraussetzung: Antragstellung durch das Krankenhaus und Bestimmung durch die Landesplanungsbehörde
Für die sächlichen und personellen Anforderungen an die ambulante Leistungserbringung des Krankenhauses gelten mindestens die in der Anlage der „Richtlinie des Gemeinsamen Bundesausschusses über die ambulante Behandlung im Krankenhaus nach § 116b SGB V" festgelegten Anforderungen oder, soweit diese nicht vorhanden sind, die Anforderungen für die vertragsärztliche Versorgung entsprechend. Soweit keine Regelungen vorliegen, muss eine Leistungserbringung nach dem „Facharztstandard" gewährleistet sein.

Ambulante Behandlung im Krankenhaus § 116b Abs. 2 SGB V

Umfang: ambulante Leistungen auf Grundlage eines vom Gesetzgeber in § 116b Abs. 3 SGB V vorgegebenen Katalogs. Weiterentwicklung des Katalogs durch den Gemeinsamen Bundesausschuss.

Vergütung: Unmittelbare Vergütung durch die Krankenkassen; Vergütung hat der Vergütung vergleichbarer vertragsärztlicher Leistungen zu entsprechen

Teilnahme: Freie Arztwahl der Versicherten

B. Zentrale gesetzliche Regelungen zu § 116b SGB V

1. Vorschriften aus dem SGB V

> Die Wiedergabe der Vorschriften beschränkt sich auf Auszüge unter Berücksichtigung der zum 1. Juli 2008 in Kraft getretenen Änderungen durch das „Gesetz zur Stärkung des Wettbewerbs in der gesetzlichen Krankenversicherung (GKV-Wettbewerbsstärkungsgesetz – GKV-WSG)" vom 26.03.2007 (BGBl. I S. 378) sowie der Änderungen durch das „Gesetz zur strukturellen Weiterentwicklung der Pflegeversicherung (Pflege-Weiterentwicklungsgesetz – PfWG)" vom 28. Mai 2008 (BGBl. I S. 874)

§ 116b
Ambulante Behandlung im Krankenhaus

(...)

(2) Ein zugelassenes Krankenhaus ist zur ambulanten Behandlung der in dem Katalog nach Absatz 3 und 4 genannten hochspezialisierten Leistungen, seltenen Erkrankungen und Erkrankungen mit besonderen Krankheitsverläufen berechtigt, wenn und soweit es im Rahmen der Krankenhausplanung des Landes auf Antrag des Krankenhausträgers unter Berücksichtigung der vertragsärztlichen Versorgungssituation dazu bestimmt worden ist. Eine Bestimmung darf nicht erfolgen, wenn und soweit das Krankenhaus nicht geeignet ist. Eine einvernehmliche Bestimmung mit den an der Krankenhausplanung unmittelbar Beteiligten ist anzustreben.

(3) Der Katalog zur ambulanten Behandlung umfasst folgende hochspezialisierte Leistungen, seltene Erkrankungen und Erkrankungen mit besonderen Krankheitsverläufen:
  1. hochspezialisierte Leistungen
     – CT/MRT-gestützte interventionelle schmerztherapeutische Leistungen
     – Brachytherapie,
  2. seltene Erkrankungen und Erkrankungen mit besonderen Krankheitsverläufen

- Diagnostik und Versorgung von Patienten mit onkologischen Erkrankungen
- Diagnostik und Versorgung von Patienten mit HIV/Aids
- Diagnostik und Versorgung von Patienten mit schweren Verlaufsformen rheumatologischer Erkrankungen
- spezialisierte Diagnostik und Therapie der schweren Herzinsuffizienz (NYHA Stadium 3-4)
- Diagnostik und Versorgung von Patienten mit Tuberkulose
- Diagnostik und Versorgung von Patienten mit Mucoviszidose
- Diagnostik und Versorgung von Patienten mit Hämophilie
- Diagnostik und Versorgung von Patienten mit Fehlbildungen, angeborenen Skelettsystemfehlbildungen und neuromuskulären Erkrankungen
- Diagnostik und Therapie von Patienten mit schwerwiegenden immunologischen Erkrankungen
- Diagnostik und Versorgung von Patienten mit Multipler Sklerose
- Diagnostik und Versorgung von Patienten mit Anfallsleiden
- Diagnostik und Versorgung von Patienten im Rahmen der pädiatrischen Kardiologie
- Diagnostik und Versorgung von Frühgeborenen mit Folgeschäden.

Für die sächlichen und personellen Anforderungen an die ambulante Leistungserbringung des Krankenhauses gelten die Anforderungen für die vertragsärztliche Versorgung entsprechend.

(4) Der Gemeinsame Bundesausschuss hat erstmals bis zum 31. März 2004 den Katalog nach Absatz 3 zu ergänzen um weitere seltene Erkrankungen und Erkrankungen mit besonderen Krankheitsverläufen sowie um hochspezialisierte Leistungen, die die Kriterien nach Satz 2 erfüllen. Voraussetzung für die Aufnahme in den Katalog ist, dass der diagnostische oder therapeutische Nutzen, die medizinische Notwendigkeit und die Wirtschaftlichkeit belegt sind, wobei bei der Bewertung der medizinischen Notwendigkeit und der Wirtschaftlichkeit die Besonderheiten der Leistungserbringung im Krankenhaus im Vergleich zur Erbringung in der Vertragsarztpraxis zu berücksichtigen sind. Die Richtlinien haben außerdem Regelungen dazu zu treffen, ob und in welchen Fällen die ambulante Leistungserbringung durch das Krankenhaus die Überweisung durch den Hausarzt oder den Facharzt voraussetzt.

Ambulante Behandlung im Krankenhaus § 116b Abs. 2 SGB V

In den Richtlinien sind zusätzliche sächliche und personelle Anforderungen sowie die einrichtungsübergreifenden Maßnahmen der Qualitätssicherung nach § 135a in Verbindung mit § 137 an die ambulante Leistungserbringung des Krankenhauses zu regeln; als Mindestanforderungen gelten die Anforderungen nach § 135 entsprechend. Der Gemeinsame Bundesausschuss hat den gesetzlich festgelegten Katalog, die Qualifikationsanforderungen und die Richtlinien spätestens alle zwei Jahre daraufhin zu überprüfen, ob sie noch den in den Sätzen 2 bis 4 genannten Kriterien entsprechen sowie zu prüfen, ob neue hochspezialisierte Leistungen, neue seltene Erkrankungen und neue Erkrankungen mit besonderen Krankheitsverläufen in den Katalog nach Absatz 3 aufgenommen werden müssen.

(5) Die nach Absatz 2 von den Krankenhäusern erbrachten Leistungen werden unmittelbar von den Krankenkassen vergütet. Die Vergütung hat der Vergütung vergleichbarer vertragsärztlicher Leistungen zu entsprechen. Das Krankenhaus teilt den Krankenkassen die von ihm nach den Absätzen 3 und 4 ambulant erbringbaren Leistungen mit und bezeichnet die hierfür berechenbaren Leistungen auf der Grundlage des einheitlichen Bewertungsmaßstabes (§ 87). Die Vergütung der in den Jahren 2007 und 2008 erbrachten ambulanten Leistungen erfolgt in den einzelnen Quartalen nach Maßgabe des durchschnittlichen Punktwertes, der sich aus den letzten vorliegenden Quartalsabrechnungen in der vertragsärztlichen Versorgung bezogen auf den Bezirk einer Kassenärztlichen Vereinigung ergibt. Der Punktwert nach Satz 4 wird aus den im Bezirk einer Kassenärztlichen Vereinigung geltenden kassenartenbezogenen Auszahlungspunktwerten je Quartal, jeweils gewichtet mit den auf der Grundlage des einheitlichen Bewertungsmaßstabes für ärztliche Leistungen abgerechneten Punktzahlvolumina, berechnet. Die Kassenärztliche Vereinigung, die Landesverbände der Krankenkassen und die Ersatzkassen stellen regelmäßig acht Wochen nach Quartalsbeginn, erstmals bis zum 31. Mai 2007, den durchschnittlichen Punktwert nach Satz 4 gemeinsam und einheitlich fest. Erfolgt die Feststellung des durchschnittlichen Punktwertes bis zu diesem Zeitpunkt nicht, stellt die für die Kassenärztliche Vereinigung zuständige Aufsichtsbehörde den Punktwert fest. Ab dem 1. Januar 2009 werden die ambulanten Leistungen des Krankenhauses mit dem Preis der in seiner Region geltenden Euro-Gebührenordnung (§ 87a Abs. 2 Satz 6) vergütet. Die Prüfung der Wirtschaftlichkeit und Qualität erfolgt durch die Krankenkassen.

(6) Die ambulante Behandlung nach Absatz 2 schließt die Verordnung von Leistungen nach § 73 Abs. 2 Nr. 5 bis 8 und 12 ein, soweit diese zur Erfüllung des Behandlungsauftrags im Rahmen der Zulassung erforderlich sind; § 73 Abs. 2 Nr. 9 gilt entsprechend. Die Richtlinien nach § 92 Abs. 1 Satz 2 gelten entsprechend. Die Vereinbarungen über Vordrucke und Nachweise nach § 87 Abs. 1 Satz 2 sowie die Richtlinien nach § 75 Abs. 7 gelten entsprechend, soweit sie Regelungen zur Verordnung von Leistungen nach Satz 1 betreffen. Die Krankenhäuser haben dabei ein Kennzeichen nach § 293 zu verwenden, das eine eindeutige Zuordnung im Rahmen der Abrechnung nach den §§ 300 und 302 ermöglicht. Für die Prüfung der Wirtschaftlichkeit der Verordnungen nach Satz 1 gilt § 113 Abs. 4 entsprechend, soweit vertraglich nichts anderes vereinbart ist.

§ 91
Gemeinsamer Bundesausschuss

(1) Die Kassenärztlichen Bundesvereinigungen, die Deutsche Krankenhausgesellschaft und der Spitzenverband Bund der Krankenkassen bilden einen gemeinsamen Bundesausschuss. Der Gemeinsame Bundesausschuss ist rechtsfähig. Er wird durch den Vorsitzenden des Beschlussgremiums gerichtlich und außergerichtlich vertreten. (...)

(6) Die Beschlüsse des Gemeinsamen Bundesausschusses mit Ausnahme der Beschlüsse nach § 137b und zu Empfehlungen nach § 137f sind für die Träger nach Absatz 1Satz 1, deren Mitglieder und Mitgliedskassen sowie für die Versicherten und die Leistungserbringer verbindlich. (...)

§ 92
Richtlinien des Gemeinsamen Bundesausschusses

(1) Der Gemeinsame Bundesausschuss beschließt die zur Sicherung der ärztlichen Versorgung erforderlichen Richtlinien über die Gewährung für eine ausreichende, zweckmäßige und wirtschaftliche Versorgung der Versicherten; dabei ist den besonderen Erfordernissen der Versorgung behinderter oder von Behinderung bedrohter Menschen und psychisch Kranker Rechnung zu tragen, vor allem bei den Leistungen zur Belastungserprobung und Arbeitstherapie; er kann dabei die Erbringung und Verordnung von Leistungen einschließlich Arzneimitteln oder Maßnahmen einschränken oder ausschließen, wenn nach allgemein anerkanntem Stand der medizinischen Erkenntnisse der

diagnostische oder therapeutische Nutzen, die medizinische Notwendigkeit oder die Wirtschaftlichkeit nicht nachgewiesen sind sowie wenn insbesondere ein Arzneimittel unzweckmäßig oder eine andere, wirtschaftlichere Behandlungsmöglichkeit mit vergleichbarem diagnostischen oder therapeutischen Nutzen verfügbar ist. Er soll insbesondere Richtlinien beschließen über die
1. ärztliche Behandlung,
2. zahnärztliche Behandlung einschließlich der Versorgung mit Zahnersatz sowie kieferorthopädische Behandlung,
3. Maßnahmen zur Früherkennung von Krankheiten,
4. ärztliche Betreuung bei Schwangerschaft und Mutterschaft,
5. Einführung neuer Untersuchungs- und Behandlungsmethoden,
6. Verordnung von Arznei-, Verband-, Heil- und Hilfsmitteln, Krankenhausbehandlung, häuslicher Krankenpflege und Soziotherapie,
7. Beurteilung der Arbeitsunfähigkeit,
8. Verordnung von im Einzelfall gebotenen Leistungen zur medizinischen Rehabilitation und die Beratung über Leistungen zur medizinischen Rehabilitation, Leistungen zur Teilhabe am Arbeitsleben und ergänzende Leistungen zur Rehabilitation,
9. Bedarfsplanung,
10. medizinische Maßnahmen zur Herbeiführung einer Schwangerschaft nach § 27a Abs. 1,
11. Maßnahmen nach den §§ 24a und 24b,
12. Verordnung von Krankentransporten,
13. Qualitätssicherung,
14. spezialisierte ambulante Palliativversorgung,
15. Schutzimpfungen.

(...)

(8) Die Richtlinien des Gemeinsamen Bundesausschusses sind Bestandteil der Bundesmantelverträge.

§ 94
Wirksamwerden der Richtlinien

(1) Die vom Gemeinsamen Bundesausschuss beschlossenen Richtlinien sind dem Bundesministerium für Gesundheit vorzulegen. Es kann sie innerhalb von zwei Monaten beanstanden; bei Beschlüssen nach § 35 Abs. 1 innerhalb von vier Wochen. Das Bundesministerium für Gesundheit kann im Rahmen

der Richtlinienprüfung vom Gemeinsamen Bundesausschuss zusätzliche Informationen und ergänzende Stellungnahmen anfordern; bis zum Eingang der Auskünfte ist der Lauf der Frist nach Satz 2 unterbrochen. Die Nichtbeanstandung einer Richtlinie kann vom Bundesministerium für Gesundheit mit Auflagen verbunden werden; das Bundesministerium für Gesundheit kann zur Erfüllung einer Auflage eine angemessene Frist setzen. Kommen die für die Sicherstellung der ärztlichen Versorgung erforderlichen Beschlüsse des Gemeinsamen Bundesausschusses nicht oder nicht innerhalb einer vom Bundesministerium für Gesundheit gesetzten Frist zustande oder werden die Beanstandungen des Bundesministeriums für Gesundheit nicht innerhalb der von ihm gesetzten Frist behoben, erlässt das Bundesministerium für Gesundheit die Richtlinien.

(2) Die Richtlinien sind im Bundesanzeiger und deren tragende Gründe im Internet bekannt zu machen. Die Bekanntmachung der Richtlinien muss auch einen Hinweis auf die Fundstelle der Veröffentlichung der tragenden Gründe im Internet enthalten.

§ 140b SGB V

(...)
(4) Die Verträge können Abweichendes von den Vorschriften dieses Kapitels, des Krankenhausfinanzierungsgesetzes, des Krankenhausentgeltgesetzes sowie den nach diesen Vorschriften getroffenen Regelungen insoweit regeln, als die abweichende Regelung dem Sinn und der Eigenart der integrierten Versorgung entspricht, die Qualität, die Wirksamkeit und die Wirtschaftlichkeit der integrierten Versorgung verbessert oder aus sonstigen Gründen zu ihrer Durchführung erforderlich ist. Der Grundsatz der Beitragssatzstabilität nach § 71 Abs. 1 gilt für Verträge, die bis zum 31. Dezember 2008 abgeschlossen werden, nicht. Die Vertragspartner der integrierten Versorgung können sich auf der Grundlage ihres jeweiligen Zulassungsstatus für die Durchführung der integrierten Versorgung darauf verständigen, dass Leistungen auch dann erbracht werden können, wenn die Erbringung dieser Leistungen vom Zulassungs- oder Ermächtigungsstatus des jeweiligen Leistungserbringers nicht gedeckt ist. Die Krankenhäuser sind unabhängig von Satz 3 im Rahmen eines Vertrages zur integrierten Versorgung zur ambulanten Behandlung der im Katalog nach § 116b Abs. 3 genannten hochspezialisierten Leistungen, seltenen Erkrankungen und Erkrankungen mit besonderen Behandlungsverläufen berechtigt. (...)

§ 129a
Krankenhausapotheken

Die Krankenkassen oder ihre Verbände vereinbaren mit dem Träger des zugelassenen Krankenhauses das Nähere über die Abgabe verordneter Arzneimittel durch die Krankenhausapotheke an Versicherte, insbesondere die Höhe des für den Versicherten maßgeblichen Abgabepreises. Die nach § 300 Abs. 3 getroffenen Regelungen sind Teil der Vereinbarungen nach Satz 1. Eine Krankenhausapotheke darf verordnete Arzneimittel zu Lasten von Krankenkassen nur abgeben, wenn für sie eine Vereinbarung nach Satz 1 besteht.

§ 295 SGB V
Abrechnung ärztlicher Leistungen

(1) Die an der vertragsärztlichen Versorgung teilnehmenden Ärzte und Einrichtungen sind verpflichtet,

1. in dem Abschnitt der Arbeitsunfähigkeitsbescheinigung, den die Krankenkasse erhält, die Diagnosen,
2. in den Abrechnungsunterlagen für die vertragsärztlichen Leistungen die von ihnen erbrachten Leistungen einschließlich des Tages der Behandlung, bei ärztlicher Behandlung mit Diagnosen, bei zahnärztlicher Behandlung mit Zahnbezug und Befunden,
3. in den Abrechnungsunterlagen sowie auf den Vordrucken für die vertragsärztliche Versorgung ihre Arztnummer, in Überweisungsfällen die Arztnummer des überweisenden Arztes sowie die Angaben nach § 291 Abs. 2 Nr. 1 bis 10 maschinenlesbar

aufzuzeichnen und zu übermitteln.

Die Diagnosen nach Satz 1 Nr. 1 und 2 sind nach der Internationalen Klassifikation der Krankheiten in der jeweiligen vom Deutschen Institut für medizinische Dokumentation und Information im Auftrag des Bundesministeriums für Gesundheit herausgegebenen deutschen Fassung zu verschlüsseln. Das Bundesministerium für Gesundheit kann das Deutsche Institut für medizinische Dokumentation und Information beauftragen, den in Satz 2 genannten Schlüssel um Zusatzkennzeichen zur Gewährleistung der für die Erfüllung der Aufgaben der Krankenkassen notwendigen Aussagefähigkeit des Schlüssels zu ergänzen. Von Vertragsärzten durchgeführte Operationen und sonstige Prozeduren sind nach dem vom Deutschen Institut für

medizinische Dokumentation und Information im Auftrag des Bundesministeriums für Gesundheit herausgegebenen Schlüssel zu verschlüsseln. Das Bundesministerium für Gesundheit gibt den Zeitpunkt des Inkrafttretens der jeweiligen Fassung des Diagnosenschlüssels nach Satz 2 sowie des Prozedurenschlüssels nach Satz 4 im Bundesanzeiger bekannt.
(...)
(1b) Ärzte, Einrichtungen und medizinische Versorgungszentren, die ohne Beteiligung der Kassenärztlichen Vereinigungen mit den Krankenkassen oder ihren Verbänden Verträge zu integrierten Versorgungsformen (§ 140a) oder zur Versorgung nach § 73b oder § 73c abgeschlossen haben, sowie Krankenhäuser, die gemäß § 116b Abs. 2 an der ambulanten Behandlung teilnehmen, übermitteln die in Absatz 1 genannten Angaben, bei Krankenhäusern einschließlich ihres Institutionskennzeichens, an die jeweiligen Krankenkassen im Wege elektronischer Datenübertragung oder maschinell verwertbar auf Datenträgern. Das Nähere regelt der Spitzenverband Bund der Krankenkassen.
(...)
(2a) Die an der vertragsärztlichen Versorgung teilnehmenden Ärzte und Einrichtungen sowie Leistungserbringer, die ohne Beteiligung der Kassenärztlichen Vereinigungen mit den Krankenkassen oder ihren Verbänden Verträge zu integrierten Versorgungsformen (§ 140a) oder zur Versorgung nach § 73b oder § 73c abgeschlossen haben sowie Krankenhäuser, die gemäß § 116b Abs. 2 an der ambulanten Behandlung teilnehmen, sind verpflichtet, die Angaben gemäß § 292 aufzuzeichnen und den Krankenkassen zu übermitteln. (...)

§ 76
Freie Arztwahl

(1) Die Versicherten können unter den zur vertragsärztlichen Versorgung zugelassenen Ärzten, den medizinischen Versorgungszentren, den ermächtigten Ärzten, den ermächtigten oder nach § 116b an der ambulanten Versorgung teilnehmenden Einrichtungen, den Zahnkliniken der Krankenkassen, den Eigeneinrichtungen der Krankenkassen nach § 140 Abs. 2 Satz 2, den nach § 72a Abs. 3 vertraglich zur ärztlichen Behandlung verpflichteten Ärzten und Zahnärzten, den zum ambulanten Operieren zugelassenen Krankenhäusern sowie den Einrichtungen nach § 75 Abs. 9 frei wählen. Andere Ärzte dürfen nur in Notfällen in Anspruch genommen werden. Die Inanspruchnahme der Eigeneinrichtungen der Krankenkassen nach § 140 Abs. 1 und 2 Satz 1 richtet

sich nach den hierüber abgeschlossenen Verträgen. Die Zahl der Eigeneinrichtungen darf auf Grund vertraglicher Vereinbarung vermehrt werden, wenn die Voraussetzungen des § 140 Abs. 2 Satz 1 erfüllt sind. (...)

2. Vorschriften aus dem ApoG

§ 14
Krankenhausapotheken

(...)
(7) Der Leiter der Krankenhausapotheke nach Absatz 1 oder ein von ihm beauftragter Apotheker oder der Leiter einer Apotheke nach Absatz 4 dürfen nur solche Krankenhäuser mit Arzneimitteln versorgen, mit denen rechtswirksame Verträge bestehen oder für deren Versorgung eine Genehmigung nach Absatz 5 Satz 3 erteilt worden ist. Die in Satz 1 genannten Personen dürfen Arzneimittel nur an die einzelnen Stationen und anderen Teileinheiten des Krankenhauses zur Versorgung von Patienten abgeben, die in dem Krankenhaus vollstationär, teilstationär, vor- oder nachstationär (§ 115a des Fünften Buches Sozialgesetzbuch) behandelt, ambulant operiert oder im Rahmen sonstiger stationsersetzender Eingriffe (§ 115b des Fünften Buches Sozialgesetzbuch) versorgt werden, ferner zur unmittelbaren Anwendung bei Patienten an ermächtigte Ambulanzen des Krankenhauses, insbesondere an Hochschulambulanzen (§ 117 des Fünften Buches Sozialgesetzbuch), psychiatrische Institutsambulanzen (§ 118 des Fünften Buches Sozialgesetzbuch), sozialpädiatrische Zentren (§ 119 des Fünften Buches Sozialgesetzbuch) und ermächtigte Krankenhausärzte (§ 116 des Fünften Buches Sozialgesetzbuch) sowie an Patienten im Rahmen der ambulanten Behandlung im Krankenhaus, wenn das Krankenhaus hierzu ermächtigt (§ 116a des Fünften Buches Sozialgesetzbuch) oder berechtigt (§§ 116b und 140b Abs. 4 Satz 3 des Fünften Buches Sozialgesetzbuch) ist. Bei der Entlassung von Patienten nach stationärer oder ambulanter Behandlung im Krankenhaus darf an diese die zur Überbrückung benötigte Menge an Arzneimitteln nur abgegeben werden, wenn im unmittelbaren Anschluss an die Behandlung ein Wochenende oder ein Feiertag folgt. Unbeschadet des Satzes 3 können an Patienten, für die die Verordnung häuslicher Krankenpflege nach § 92 Abs. 7 Satz 1 Nr. 3 des Fünften Buches Sozialgesetzbuch vorliegt, die zur Überbrückung benötigten Arzneimittel für längstens drei Tage abgegeben werden. An Beschäftigte des Krankenhauses dürfen Arzneimittel nur für deren unmittelbaren eigenen Bedarf abgegeben werden. (...)

3. Regelungen aus der GBA-Richtlinie über die ambulante Behandlung im Krankenhaus nach § 116b SGB V

> Auszug ohne Anlagen aus der am 30. April 2008 in Kraft getretenen geänderten Fassung vom 21. Februar 2008

§ 1 Gesetzliche Grundlage und Regelungsgegenstand

(1) Diese Richtlinie regelt auf der Grundlage von § 116b Abs. 4 SGB V die Weiterentwicklung im Sinne einer Ergänzung, Konkretisierung und Überprüfung des Katalogs von hochspezialisierten Leistungen und von seltenen Erkrankungen sowie Erkrankungen mit besonderen Krankheitsverläufen in § 116b Abs. 3 SGB V (Kataloginhalte), für deren ambulante Erbringung beziehungsweise Behandlung die für die Krankenhausplanung zuständigen Landesbehörden geeignete Krankenhäuser bestimmen. Das Verfahren der Weiterentwicklung der Kataloginhalte richtet sich nach der Verfahrensordnung des Gemeinsamen Bundesausschusses.

(2) Die ambulante Behandlung im Krankenhaus ist nur in Leistungsbereichen zulässig, in denen das nach § 108 SGB V zugelassene Krankenhaus stationäre Leistungen erbringen darf.

§ 2 Bestimmung geeigneter Krankenhäuser nach § 116b Abs. 2 S. 1 SGB V

(1) Die für die Krankenhausplanung zuständigen Landesbehörden bestimmen auf Antrag unter Berücksichtigung der vertragsärztlichen Versorgungssituation geeignete Krankenhäuser

    a) zur ambulanten Erbringung von hochspezialisierten Leistungen nach Anlage 1,

    b) zur ambulanten Behandlung seltener Erkrankungen nach Anlage 2 oder

    c) zur ambulanten Behandlung von Erkrankungen mit besonderen Krankheitsverläufen nach Anlage 3.

(2) Es gelten die vom Bundesausschuss in den Anlagen festgelegten Konkretisierungen der Erkrankung und des Behandlungsauftrags, die sächlichen und personellen Anforderungen gemäß § 3, die Überweisungserfordernisse

gemäß § 4 sowie die einrichtungsübergreifenden Maßnahmen der Qualitätssicherung.

§ 3 Qualitätssicherung

(1) Für die sächlichen und personellen Anforderungen an die ambulante Leistungserbringung des Krankenhauses gelten mindestens die in der Anlage der Richtlinie festgelegten Anforderungen oder – soweit diese nicht vorhanden sind – die Anforderungen für die vertragsärztliche Versorgung entsprechend. Soweit keine Regelungen nach Satz 1 vorliegen, muss eine Leistungserbringung nach dem „Facharztstandard" gewährleistet sein. Zusätzlich gelten die in dieser Richtlinie festgelegten einrichtungsübergreifenden Maßnahmen der Qualitätssicherung nach § 135a in Verbindung mit § 137 SGB V für die ambulante Leistungserbringung des Krankenhauses.

(2) Die Krankenkassen prüfen in begründeten Zweifelsfällen, ob die Anforderungen nach Absatz 1 von den Krankenhäusern erfüllt werden; die dafür notwendigen Unterlagen sind auf Verlangen vorzulegen.

§ 4 Überweisungserfordernis

(1) Die Anlagen 1 bis 3 bestimmen jeweils, ob und in welchen Fällen die ambulante Behandlung bei Kataloginhalten von einer Überweisung durch eine Vertragsärztin oder einen Vertragsarzt abhängig ist.

(2) Bestehen keine Regelungen nach Absatz 1 setzt die ambulante Erbringung hochspezialisierter Kataloginhalte (Anlage 1) durch das Krankenhaus die Überweisung durch eine Vertragsärztin oder einen Vertragsarzt voraus, wenn dies auch im vertragsärztlichen Bereich notwendig ist.

§ 5 Inhalt der Bestimmung nach § 116b Abs. 2 S. 1 SGB V

Bestimmungen geeigneter Krankenhäuser nach § 116b Abs. 2 Satz 1 SGB V sollten insbesondere folgende Spezifizierungen enthalten:
- Bezeichnung und Nummer der Kataloginhalte gemäß Anlage 1 bis 3, für die Leistungen, zu deren Erbringung das Krankenhaus bestimmt wird,
- genaue Beschreibung des Leistungsumfangs, unter Verwendung der in den Anlagen auf geführten Konkretisierungen und soweit möglich OPS-Ziffern,

- Angabe der sächlichen und personellen Anforderungen sowie der einrichtungsübergreifenden Maßnahmen der Qualitätssicherung durch Wiedergabe der einschlägigen Bestimmungen der Anlagen oder Festlegungen nach § 3 Abs. 2 Satz 2; eine Konkretisierung des Facharztstandards nach § 3 Abs. 1 Satz 2 ist zulässig,
- Angaben zu Überweisungserfordernissen entsprechend § 4 und
- das Nähere über die Durchführung der Versorgung, insbesondere der Nachweis der Einhaltung der sächlichen und personellen Anforderungen an die ambulante Leistungserbringung des Krankenhauses, sowie der einrichtungsübergreifenden Maßnahmen der Qualitätssicherung nach § 135a in Verbindung mit § 137 SGB V.

§ 6 Mindestmengen

(1) Soweit in den Anlagen 2 und 3 Mindestmengen festgelegt werden, ist ein Krankenhaus zur ambulanten Behandlung von Erkrankungen nur berechtigt, wenn es pro Jahr und gelisteter Erkrankung mindestens die dort bestimmte Zahl verschiedener Patienten behandelt. Satz 1 gilt entsprechend für hochspezialisierte Leistungen nach Anlage 1. Der Gemeinsame Bundesausschuss orientiert sich bei der Festlegung von Mindestmengen für die Behandlung von Erkrankungen nach Anlage 2 sowie für Leistungen nach Anlage 1 an einem Wert von 50 Behandlungsfällen pro Jahr. Mindestmengen für die Behandlung von Erkrankungen nach Anlage 3 ermittelt der Gemeinsame Bundesausschuss grundsätzlich nach einem Richtwert von 0,1 % der bundesweit prävalenten Fälle; von diesem Grundsatz kann der Gemeinsame Bundesausschuss in begründeten Einzelfällen abweichen. Wäre nach Beurteilung des Gemeinsamen Bundesausschusses für einzelne Erkrankungen nach Anlage 2 oder für Leistungen nach Anlage 1 nur ein niedrigerer Wert als 50 angemessen, kann auf die Festlegung einer Mindestmenge verzichtet werden; dasselbe gilt, wenn die Prävalenzermittlung für Erkrankungen nach Anlage 3 zu einer niedrigeren Mindestmenge als 50 führen würde. Für Erkrankungen, die mit einer Prävalenz von weniger als 5 auf 100.000 auftreten wird in der Regel auf eine Mindestmenge verzichtet.

(2) Für die Berechnung der Mindestmengen ist die Summe aller Krankheitsfälle maßgeblich, die zu den einzelnen in den Anlagen näher bezeichneten Erkrankungen zu rechnen sind und die in dem Krankenhaus als ambulante Krankenhausbehandlung nach dieser Richtlinie, im Rahmen der stationären

Versorgung, der integrierten Versorgung nach § 140a SGB V oder einer sonstigen, auch privat finanzierten Versorgungsform behandelt werden.

(3) Soweit in Anlage 3 Nr. 1 Tumorgruppen genannt sind, sind diese Gruppen für die Mindestmengen und die zu zählenden Krankheitsfälle maßgeblich.

(4) Ausnahmen von den Mindestmengen sind zulässig,
1. soweit die Mindestmengen bis zu einer Dauer von höchstens zwei Jahren unterschritten werden und konkrete Anhaltspunkte dafür bestehen, dass sie in späteren Jahren erfüllt werden oder
2. soweit das Krankenhaus auf die Behandlung von nicht näher geregelten Untergruppen der in den Anlagen aufgeführten Erkrankungen oder Tumorgruppen spezialisiert ist, von denen bundesweit nicht mehr als 5 von 100.000 Personen betroffen sind.

Die Mindestmengen gelten nicht für die Versorgung von Kindern bis einschließlich 17 Jahre, wenn diese in einer pädiatrischen Abteilung behandelt werden.

(5) Die Absätze 1 bis 4 gelten befristet bis 31.12.2010. Der Gemeinsame Bundesausschuss hat ihre Auswirkungen spätestens im Jahr 2010 zu überprüfen und die Richtlinie auf Grundlage der Überprüfung anzupassen.

> Die Anlagen 1 bis 3 der Richtlinie sind aufgrund ihres Umfanges hier nicht wiedergegeben. Sie beinhalten insbesondere die Konkretisierung der jeweiligen Erkrankung und des Behandlungsauftrags sowie sächliche und personelle Anforderungen und stehen auf der Homepage des Gemeinsamen Bundesausschusses als pdf-Datei zur Verfügung. Die nachfolgende Auflistung zeigt lediglich die Zuordnung der hochspezialisierten Leistungen, seltenen Erkrankungen und Erkrankungen mit besonderen Krankheitsverläufen zu den Anlagen 1 bis 3 der Richtlinie:

Anlage 1
Hochspezialisierte Leistungen im Katalog gem. § 116b Abs. 3 SGB V

1. CT/ MRT-gestützte interventionelle schmerztherapeutische Leistungen
2. Brachytherapie

Anlage 2
Seltene Erkrankungen im Katalog gem. § 116b Abs. 3 SGB V

1. Diagnostik und Versorgung von Patienten mit Mukoviszidose
2. Diagnostik und Versorgung von Patienten mit Gerinnungsstörungen (Hämophilie)
3. Diagnostik und Versorgung von Patienten mit Fehlbildungen, angeborenen
4. Diagnostik und Versorgung von Patienten mit schwerwiegenden Immunologischen Erkrankungen
5. (gestrichen)
6. Diagnostik und Versorgung von Patienten mit biliärer Zirrhose
7. Diagnostik und Versorgung von Patientinnen und Patienten mit primär sklerosierender Cholangitis
8. Diagnostik und Versorgung von Patientinnen und Patienten mit Morbus Wilson
9. Diagnostik und Versorgung von Patienten mit Transsexualismus
10. Diagnostik und Versorgung von Kindern mit folgenden angeborenen Stoffwechselstörungen
    a) Adrenogenitales Syndrom
    b) Hypothyreose
    c) Phenylketonurie
    d) Medium-chain-Acyl-CoA-Dehydrogenase-Mangel (MCAD-Mangel)
    e) Galactosaemie
11. Diagnostik und Versorgung von Patienten mit Marfan-Syndrom
12. Diagnostik und Versorgung von Patienten mit Pulmonaler Hypertonie
13. Diagnostik und Versorgung von Patientinnen und Patienten mit Tuberkulose

Anlage 3
Erkrankungen mit besonderen Krankheitsverläufen im Katalog gem. § 116b Abs. 3 SGB V

1. Diagnostik und Versorgung von Patientinnen und Patienten mit onkologischen Erkrankungen
2. Diagnostik und Versorgung von Patienten mit HIV/AIDS
3. Diagnostik und Versorgung von Patienten mit schweren Verlaufsformen rheumatologischer Erkrankungen
4. Spezialisierte Diagnostik und Therapie der schweren Herzinsuffizienz (NYHA Stadium 3 - 4)
5. (umgruppiert in Anlage 2 Nr. 13)
6. Diagnostik und Versorgung von Patientinnen und Patienten mit Multipler Sklerose
7. Diagnostik und Versorgung von Patienten mit Anfallsleiden
8. Diagnostik und Versorgung von Patienten im Rahmen der pädiatrischen Kardiologie
9. Diagnostik und Versorgung von Patienten von Frühgeborenen mit Folgeschäden
10. Diagnostik und Versorgung von Patienten mit Querschnittslähmung bei Komplikationen, die eine interdisziplinäre Versorgung erforderlich machen.

4. Beschlüsse des GBA zur Richtlinie nach § 116b SGB V (Übersicht)

Beschlüsse des Gemeinsamen Bundesausschusses zur Richtlinie über die ambulante Behandlung im Krankenhaus nach § 116b SGB V, dargestellt nach Inhalt, Beschlussdatum und Inkrafttreten (Quelle: Gemeinsamer Bundesausschuss, Stand August 2008). Die Beschlusstexte und tragenden Gründe im vollen Wortlaut sind als pdf-Datei auf der Homepage des Gemeinsamen Bundesausschusses unter www.g-ba.de eingestellt.

Richtlinie über die ambulante Behandlung im Krankenhaus nach § 116b SGB V
(Konkretisierung rheumatologischer Erkrankungen),
Beschluss vom 19.06.2008; In Kraft getreten am: **noch nicht in Kraft**

Richtlinie über die ambulante Behandlung im Krankenhaus nach § 116b SGB V
(Konkretisierung onkologische Erkrankungen: Tumore des Auges),
Beschluss vom 19.06.2008; In Kraft getreten am: **noch nicht in Kraft**

Richtlinie über die ambulante Behandlung im Krankenhaus nach § 116b SGB V
(Konkretisierung Diagnostik und Versorgung von Patienten mit HIV/Aids),
Beschluss vom 19.06.2008; In Kraft getreten am: **noch nicht in Kraft**

Richtlinie über die ambulante Behandlung im Krankenhaus nach § 116b SGB V
(Konkretisierung Diagnostik und Therapie der schweren Herzinsuffizienz),
Beschluss vom 19.06.2008; In Kraft getreten am: **noch nicht in Kraft**

Richtlinie über die ambulante Behandlung im Krankenhaus nach § 116b SGB V
(Neufassung der §§ 1 bis 5),
Beschluss vom 21.02.2008; In Kraft getreten am 30.04.2008

Richtlinie über die ambulante Behandlung im Krankenhaus nach § 116b SGB V
(Konkretisierung der Primär sklerosierenden Cholangitis),
Beschluss vom 21.02.2008; In Kraft getreten am 30.04.2008

Richtlinie über die ambulante Behandlung im Krankenhaus nach § 116b SGB V
(Festlegung einer Mindestmengenregelung)
Beschluss vom 21.02.2008; In Kraft getreten am 30.04.2008

Richtlinie über die ambulante Behandlung im Krankenhaus nach § 116b SGB V
(Konkretisierung der onkologischen Erkrankungen)
Beschluss vom 17.01.2008; In Kraft getreten am 21.06.2008

Richtlinie über die ambulante Behandlung im Krankenhaus nach § 116b SGB V
(Konkretisierung Multiple Sklerose)
Beschluss vom 22.11.2007; In Kraft getreten am 03.04.2008

Richtlinie über die ambulante Behandlung im Krankenhaus nach § 116b SGB V
(Tuberkulose: Konkretisierung und Umgruppierung aus Anlage 3: Erkrankung mit besonderem Krankheitsverlauf in Anlage 2: seltene Erkrankung)
Beschluss vom 22.11.2007; In Kraft getreten am 03.04.2008

Ambulante Behandlung im Krankenhaus § 116b Abs. 2 SGB V

Richtlinie über die ambulante Behandlung im Krankenhaus nach § 116b SGB V (Konkretisierung Morbus Wilson)
Beschluss vom 25.09.2007; In Kraft getreten am 22.12.2007

Richtlinie über die ambulante Behandlung im Krankenhaus nach § 116b SGB V (Pulmonale Hypertonie: Aufnahme in den Katalog als seltene Erkrankung und Konkretisierung)
Beschluss vom 18.01.2007; In Kraft getreten am 19.04.2007

Richtlinie über die ambulante Behandlung im Krankenhaus nach § 116b SGB V (Konkretisierung Hämophilie)
Beschluss vom 18.01.2007; In Kraft getreten am 19.04.2007

Richtlinie über die ambulante Behandlung im Krankenhaus nach § 116b SGB V (Streichung des Swyer-James/McLeod-Syndrom aus dem Katalog)
Beschluss vom 18.01.2007; In Kraft getreten am 19.04.2007

Richtlinie über die ambulante Behandlung im Krankenhaus nach § 116b SGB V (Marfan-Syndrom: Aufnahme in den Katalog als seltene Erkrankung und Konkretisierung)
Beschluss vom 15.08.2006; In Kraft getreten am 14.11.2006

Richtlinie über die ambulante Behandlung im Krankenhaus nach § 116b SGB V (Konkretisierung Mukoviszidose)
Beschluss vom 15.08.2006; In Kraft getreten am 14.11.2006

Richtlinie über die ambulante Behandlung im Krankenhaus nach § 116b SGB V (Neufassung)
Beschluss vom 18.10.2005; In Kraft getreten am 12.01.2006

Richtlinie über die ambulante Behandlung im Krankenhaus nach § 116b SGB V (Ergänzung des Kataloges)
Beschluss vom 16.03.2004; In Kraft getreten am 12.05.2004

C. Sonstige Rechtsbereiche

- Krankenhausgesetze der Länder einschließlich ggf. bestehender Verfahrensregelungen für die Antragstellung nach § 116b Abs. 2 SGB V. So sind bspw. in Nordrhein-Westfalen Antragsformulare für die Leistungs- und Behandlungsbereiche des Katalogs nach § 116b Abs. 3 SGB V eingeführt worden, die überwiegend landesweit abgestimmt sind. Die Bezirksregierungen Arnsberg und Münster stellen diese als Download zur Verfügung.

- Gesellschaftsrecht bei Kooperationen von Krankenhäusern und Einrichtungen

- Zulassungsverordnung für Ärzte und Bundesmantelverträge z.B. bei Beschäftigung eines Vertragsarztes

- (Muster)Weiterbildungsordnung für Ärzte bzw. Weiterbildungsordnung der Landesärztekammern

VIII. Strukturierte Behandlungsprogramme (DMP) §§ 137f - g SGB V

A. Überblick

Rechtsgrundlage: §§ 137f und g SGB V

Definition: Programme der Krankenkassen, die auf Grundlage festgelegter Qualitätskriterien einen durchgängigen (sektorübergreifenden) Behandlungs- und Betreuungsansatz einer bestimmten Patientengruppe mit gleichartigen, zumeist chronischen Krankheiten vorsehen (Disease-Management-Programme (DMP) oder auch Chronikerprogramme genannt).

Gesetzgebung: Eingeführt durch das zum 01.01.2002 in Kraft getretene „Gesetz zur Reform des Risikostrukturausgleichs in der gesetzlichen Krankenversicherung"

Änderungen durch das GMG zum 01.01.2004: Option zur Vereinbarung ambulanter Versorgung durch Krankenhäuser im Rahmen von DMP

Änderungen durch das GKV-WSG: Reduzierung des bürokratischen Aufwands, Wahltarife für Versicherte, Reduzierung der Belastungsgrenze bei Zuzahlung für Medikamente

Systematik: Kassenwettbewerb; Vertragssystem

DMP-Programme: Für folgende Krankheiten sind derzeit DMP möglich:
- Diabetes mellitus Typ I und II
- Brustkrebs
- Koronare Herzkrankheiten (KHK)
- Asthma bronchiale
- chronisch obstruktive Lungenerkrankungen (COPD)

Strukturierte Behandlungsprogramme (DMP) §§ 137f - g SGB V

Voraussetzung:	Zulassung des DMP durch das Bundesversicherungsamt (BVA); Anträge auf Zulassung und Durchführung von DMP können nur von Krankenkassen gestellt werden. Zulassung und Verlängerungen des DMP sind auf höchstens 5 Jahre zu befristen. Abschluss von Verträgen mit Leistungserbringern, die zur Durchführung der Programme erforderlich sind.
Vertragspartner:	eine/mehrere Krankenkassen schließen zur Durchführung der Programme Verträge mit zugelassenen Leistungserbringern, deren Gemeinschaften oder mit Kassenärztlichen Vereinigungen
Umfang:	sektorübergreifende Versorgung
Teilnahme:	für Versicherte und Leistungserbringer freiwillig

Strukturierte Behandlungsprogramme (DMP) §§ 137f - g SGB V

B. Zentrale gesetzliche Regelungen

1. Vorschriften aus dem SGB V

> Die Wiedergabe der Vorschriften beschränkt sich auf Auszüge unter Berücksichtigung der zum 1. Juli 2008 in Kraft getretenen Änderungen durch das „Gesetz zur Stärkung des Wettbewerbs in der gesetzlichen Krankenversicherung (GKV-Wettbewerbsstärkungsgesetz – GKV-WSG)" vom 26.03.2007 (BGBl. I S. 378) sowie der Änderungen durch das „Gesetz zur strukturellen Weiterentwicklung der Pflegeversicherung (Pflege-Weiterentwicklungsgesetz – PfWG)" vom 28. Mai 2008 (BGBl. I S. 874)

§ 137f
Strukturierte Behandlungsprogramme bei chronischen Krankheiten

(1) Der Gemeinsame Bundesausschuss nach § 91 empfiehlt dem Bundesministerium für Gesundheit für die Abgrenzung der Versichertengruppen nach § 267 Abs. 2 Satz 4 nach Maßgabe von Satz 2 geeignete chronische Krankheiten, für die strukturierte Behandlungsprogramme entwickelt werden sollen, die den Behandlungsablauf und die Qualität der medizinischen Versorgung chronisch Kranker verbessern. Bei der Auswahl der zu empfehlenden chronischen Krankheiten sind insbesondere die folgenden Kriterien zu berücksichtigen:
1. Zahl der von der Krankheit betroffenen Versicherten,
2. Möglichkeiten zur Verbesserung der Qualität der Versorgung,
3. Verfügbarkeit von evidenzbasierten Leitlinien,
4. sektorenübergreifender Behandlungsbedarf,
5. Beeinflussbarkeit des Krankheitsverlaufs durch Eigeninitiative des Versicherten und
6. hoher finanzieller Aufwand der Behandlung.

(2) Der Gemeinsame Bundesausschuss nach § 91 empfiehlt dem Bundesministerium für Gesundheit für die Rechtsverordnung nach § 266 Abs. 7 Anforderungen an die Ausgestaltung von Behandlungsprogrammen nach Absatz 1. Zu benennen sind insbesondere Anforderungen an die

1. Behandlung nach dem aktuellen Stand der medizinischen Wissenschaft unter Berücksichtigung von evidenzbasierten Leitlinien oder nach der jeweils besten, verfügbaren Evidenz sowie unter Berücksichtigung des jeweiligen Versorgungssektors,
2. durchzuführenden Qualitätssicherungsmaßnahmen unter Berücksichtigung der Ergebnisse nach § 137a Abs. 2 Nr. 1 und 2,
3. Voraussetzungen und Verfahren für die Einschreibung des Versicherten in ein Programm, einschließlich der Dauer der Teilnahme,
4. Schulungen der Leistungserbringer und der Versicherten,
5. Dokumentation und
6. Bewertung der Wirksamkeit und der Kosten (Evaluation) und die zeitlichen Abstände zwischen den Evaluationen eines Programms sowie die Dauer seiner Zulassung nach § 137g.

Das Bundesministerium für Gesundheit gibt dem Gemeinsamen Bundesausschuss nach Satz 1 bekannt, für welche chronischen Krankheiten nach Absatz 1 die Anforderungen zu empfehlen sind; die Empfehlung ist unverzüglich nach dieser Bekanntgabe vorzulegen. Der Spitzenverband Bund der Krankenkassen hat den Medizinischen Dienst des Spitzenverbandes Bund der Krankenkassen zu beteiligen. Den für die Wahrnehmung der Interessen der ambulanten und stationären Vorsorge- und Rehabilitationseinrichtungen und der Selbsthilfe sowie den für die sonstigen Leistungserbringer auf Bundesebene maßgeblichen Spitzenorganisationen ist Gelegenheit zur Stellungnahme zu geben, soweit ihre Belange berührt sind; die Stellungnahmen sind in die Entscheidungen mit einzubeziehen.

(3) Für die Versicherten ist die Teilnahme an Programmen nach Absatz 1 freiwillig. Voraussetzung für die Einschreibung ist die nach umfassender Information durch die Krankenkasse erteilte schriftliche Einwilligung zur Teilnahme an dem Programm, zur Erhebung, Verarbeitung und Nutzung der in der Rechtsverordnung nach § 266 Abs. 7 festgelegten Daten durch die Krankenkasse, die Sachverständigen nach Absatz 4 und die beteiligten Leistungserbringer sowie zur Übermittlung dieser Daten an die Krankenkasse. Die Einwilligung kann widerrufen werden.

(4) Die Krankenkassen oder ihre Verbände haben eine externe Evaluation der Programme nach Absatz 1 durch einen vom Bundesversicherungsamt im Benehmen mit der Krankenkasse oder dem Verband auf deren Kosten bestellten unabhängigen Sachverständigen auf der Grundlage allgemein anerkannter wissenschaftlicher Standards zu veranlassen, die zu veröffentlichen ist.

(5) Die Verbände der Krankenkassen und der Spitzenverband Bund der Krankenkassen unterstützen ihre Mitglieder bei dem Aufbau und der Durchführung von Programmen nach Absatz 1; hierzu gehört auch, dass die in Satz 2 genannten Aufträge auch von diesen Verbänden erteilt werden können, soweit hierdurch bundes- oder landeseinheitliche Vorgaben umgesetzt werden sollen. Die Krankenkassen können ihre Aufgaben zur Durchführung von mit zugelassenen Leistungserbringern vertraglich vereinbarten Programmen nach Absatz 1 auf Dritte übertragen. § 80 des Zehnten Buches bleibt unberührt.

(6) Soweit in den Verträgen zur Durchführung strukturierter Behandlungsprogramme nach Absatz 1 die Bildung einer Arbeitsgemeinschaft vorgesehen ist, darf diese zur Erfüllung ihrer Aufgaben abweichend von § 80 Abs. 5 Nr. 2 des Zehnten Buches dem Auftragnehmer die Verarbeitung des gesamten Datenbestandes übertragen. Der Auftraggeber hat den für ihn zuständigen Datenschutzbeauftragten rechtzeitig vor der Auftragserteilung die in § 80 Abs. 3 Satz 1 Nr. 1 bis 4 des Zehnten Buches genannten Angaben schriftlich anzuzeigen. § 80 Abs. 6 Satz 4 des Zehnten Buches bleibt unberührt. Die für die Auftraggeber und Auftragnehmer zuständigen Aufsichtsbehörden haben bei der Kontrolle der Verträge nach Satz 1 eng zusammenzuarbeiten.

§ 137g
Zulassung strukturierter Behandlungsprogramme

(1) Das Bundesversicherungsamt hat auf Antrag einer oder mehrerer Krankenkassen oder eines Verbandes der Krankenkassen die Zulassung von Programmen nach § 137f Abs. 1 zu erteilen, wenn die Programme und die zu ihrer Durchführung geschlossenen Verträge die in der Rechtsverordnung nach § 266 Abs. 7 genannten Anforderungen erfüllen. Dabei kann es wissenschaftliche Sachverständige hinzuziehen. Die Zulassung ist zu befristen. Sie kann mit Auflagen und Bedingungen versehen werden. Die Zulassung ist innerhalb von drei Monaten zu erteilen. Die Frist nach Satz 5 gilt als gewahrt, wenn die Zulassung aus Gründen, die von der Krankenkasse zu vertreten sind, nicht innerhalb dieser Frist erteilt werden kann. Die Zulassung wird mit dem Tage wirksam, an dem die in der Rechtsverordnung nach § 266 Abs. 7 genannten Anforderungen erfüllt und die Verträge nach Satz 1 geschlossen sind, frühestens mit dem Tag der Antragstellung, nicht jedoch vor dem Inkrafttreten dieser Verordnungsregelungen. Für die Bescheiderteilung sind Kosten deckende Gebühren zu erheben. Die Kosten werden nach dem tatsächlich entstandenen Personal- und Sachaufwand berechnet. Zusätzlich zu den Personalkosten ent-

stehende Verwaltungsausgaben sind den Kosten in ihrer tatsächlichen Höhe hinzuzurechnen. Soweit dem Bundesversicherungsamt im Zusammenhang mit der Zulassung von Programmen nach § 137f Abs. 1 notwendige Vorhaltekosten entstehen, die durch die Gebühren nach Satz 8 nicht gedeckt sind, sind diese durch Erhöhung des Ausgleichsbedarfssatzes von den Krankenkassen zu finanzieren. Das Nähere über die Berechnung der Kosten nach den Sätzen 9 und 10 und über die Berücksichtigung der Kosten nach Satz 11 im Risikostrukturausgleich regelt das Bundesministerium für Gesundheit ohne Zustimmung des Bundesrates in der Rechtsverordnung nach § 266 Abs. 7. In der Rechtsverordnung nach § 266 Abs. 7 kann vorgesehen werden, dass die tatsächlich entstandenen Kosten nach den Sätzen 9 und 10 auf der Grundlage pauschalierter Kostensätze zu berechnen sind. Klagen gegen die Gebührenbescheide des Bundesversicherungsamts haben keine aufschiebende Wirkung.

(2) Die Verlängerung der Zulassung eines Programms nach § 137f Abs. 1 erfolgt auf der Grundlage der Evaluation nach § 137f Abs. 4. Im Übrigen gilt Absatz 1 für die Verlängerung der Zulassung entsprechend.

(3) (aufgehoben)

§ 116b
Ambulante Behandlung im Krankenhaus

(1) Die Krankenkassen oder ihre Landesverbände können mit zugelassenen Krankenhäusern, die an der Durchführung eines strukturierten Behandlungsprogramms nach § 137g teilnehmen, Verträge über ambulante ärztliche Behandlung schließen, soweit die Anforderungen an die ambulante Leistungserbringung in den Verträgen zu den strukturierten Behandlungsprogrammen dies erfordern. Für die sächlichen und personellen Anforderungen an die ambulante Leistungserbringung des Krankenhauses gelten als Mindestvoraussetzungen die Anforderungen nach § 135 entsprechend. (...)

§ 91
Gemeinsamer Bundesausschuss

(1) Die Kassenärztlichen Bundesvereinigungen, die Deutsche Krankenhausgesellschaft und der Spitzenverband Bund der Krankenkassen bilden einen gemeinsamen Bundesausschuss. Der Gemeinsame Bundesausschuss ist rechtsfähig. Er wird durch den Vorsitzenden des Beschlussgremiums gerichtlich und außergerichtlich vertreten. (...)

Strukturierte Behandlungsprogramme (DMP) §§ 137f - g SGB V

(6) Die Beschlüsse des Gemeinsamen Bundesausschusses mit Ausnahme der Beschlüsse nach § 137b und zu Empfehlungen nach § 137f sind für die Träger nach Absatz 1Satz 1, deren Mitglieder und Mitgliedskassen sowie für die Versicherten und die Leistungserbringer verbindlich. (...)

§ 266
Risikostrukturausgleich

(7) Das Bundesministerium für Gesundheit regelt durch Rechtsverordnung mit Zustimmung des Bundesrates das Nähere über
1. (...)
3. die Abgrenzung der zu berücksichtigenden Versichertengruppen nach § 267 Abs. 2; hierzu gehört auch die Festlegung der Krankheiten nach § 137f Abs. 2 Satz 3, die Gegenstand von Programmen nach § 137g sein können, der Anforderungen an die Zulassung dieser Programme sowie der für die Durchführung dieser Programme für die jeweiligen Krankheiten erforderlichen personenbezogenen Daten einschließlich der Altersabstände zwischen den Altersgruppen, auch abweichend von § 267 Abs. 2, (...)

Absatz 7 Satz 1 Nr. 3 in der ab 01.01.2009 geltenden Fassung:

(7) Das Bundesministerium für Gesundheit regelt durch Rechtsverordnung mit Zustimmung des Bundesrates das Nähere über
1. (...)
3. die Abgrenzung der zu berücksichtigenden Versichertengruppen nach § 267 Abs. 2 einschließlich der Altersabstände zwischen den Altersgruppen, auch abweichend von § 267 Abs. 2; hierzu gehört auch die Festlegung der Krankheiten nach § 137f Abs. 2 Satz 3, die Gegenstand von Programmen nach § 137g sein können, der Anforderungen an die Zulassung dieser Programme sowie der für die Durchführung dieser Programme für die jeweiligen Krankheiten erforderlichen personenbezogenen Daten, (...)

§ 71
Beitragssatzstabilität

(1) Die Vertragspartner auf Seiten der Krankenkassen und der Leistungserbringer haben die Vereinbarungen über die Vergütungen nach diesem Buch so zu gestalten, dass Beitragssatzerhöhungen ausgeschlossen werden, es sei denn, die notwendige medizinische Versorgung ist auch nach Ausschöpfung von Wirtschaftlichkeitsreserven ohne Beitragssatzerhöhungen nicht zu gewährleisten (Grundsatz der Beitragssatzstabilität). Ausgabensteigerungen auf Grund von gesetzlich vorgeschriebenen Vorsorge- und Früherkennungsmaßnahmen oder für zusätzliche Leistungen, die im Rahmen zugelassener strukturierter Behandlungsprogramme (§ 137g) auf Grund der Anforderungen der Rechtsverordnung nach § 266 Abs. 7 erbracht werden, verletzten nicht den Grundsatz der Beitragssatzstabilität. (...)

§ 53 SGB V
Wahltarife

(...)

(3) Die Krankenkasse hat in ihrer Satzung zu regeln, dass für Versicherte, die an besonderen Versorgungsformen nach § 63, § 73b, § 73c, § 137f oder § 140a teilnehmen, Tarife angeboten werden. Für diese Versicherten kann die Krankenkasse eine Prämienzahlung oder Zuzahlungsermäßigungen vorsehen.

(...)

(8) Die Mindestbindungsfrist für Wahltarife mit Ausnahme der Tarife nach Absatz 3 beträgt drei Jahre. Abweichend von § 175 Abs. 4 kann die Mitgliedschaft frühestens zum Ablauf der dreijährigen Mindestbindungsfrist gekündigt werden. Die Satzung hat für Tarife ein Sonderkündigungsrecht in besonderen Härtefällen vorzusehen. Die Prämienzahlung an Versicherte darf bis zu 20 vom Hundert, für einen oder mehrere Tarife einschließlich Prämienzahlungen nach § 242 30 vom Hundert der vom Mitglied im Kalenderjahr getragenen Beiträge mit Ausnahme der Beitragszuschüsse nach § 106 des Sechsten Buches sowie § 257 Abs. 1 Satz 1, jedoch nicht mehr als 600 Euro, bei einem oder mehreren Tarifen einschließlich Prämienzahlungen nach § 242 900 Euro jährlich betragen. Satz 4 gilt nicht für Versicherte, die Teilkostenerstattung nach § 14 gewählt haben. Mitglieder, deren Beiträge vollständig von Dritten getragen werden, können nur Tarife nach Absatz 3 wählen.

(9) Die Aufwendungen für jeden Wahltarif müssen aus Einnahmen, Einsparungen und Effizienzsteigerungen, die durch diese Maßnahmen erzielt werden, finanziert werden. Die Krankenkassen haben regelmäßig, mindestens alle drei Jahre über diese Einsparungen gegenüber der zuständigen Aufsichtsbehörde Rechenschaft abzulegen.

2. Vorschriften aus der RSAV

> Auszug ohne Anlagen aus der geänderten Fassung vom 26. März 2008

Sechster Abschnitt
Anforderungen an die Zulassung
strukturierter Behandlungsprogramme
nach § 137f Abs. 2 des Fünften Buches Sozialgesetzbuch

§ 28b
Anforderungen an die Behandlung nach evidenzbasierten Leitlinien
(§ 137f Abs. 2 Satz 2 Nr. 1 des Fünften Buches Sozialgesetzbuch)

(1) Voraussetzung für die Zulassung eines strukturierten Behandlungsprogramms ist, dass die Behandlung der Krankheit nach § 2 Abs. 1 Satz 3 insbesondere

1. nach dem aktuellen Stand der medizinischen Wissenschaft unter Berücksichtigung von evidenzbasierten Leitlinien oder nach der jeweils best verfügbaren Evidenz erfolgt,
2. den diagnosebezogenen Therapiezielen entspricht und, soweit medizinisch sinnvoll und möglich, auf der Grundlage individueller und aktueller Zielvereinbarungen mit dem eingeschriebenen Versicherten erfolgt und
3. bei der Kooperation der Versorgungsebenen die Vorgaben für eine qualitätsorientierte und effiziente Versorgung beachtet.

Für die Zulassung eines Programms sind jeweils die Vorgaben in Ziffer 1 der Anlagen 1, 3, 5, 7, 9 und 11 zu beachten. Soweit diese Vorgaben Inhalte der ärztlichen Therapie betreffen, schränken sie den zur Erfüllung des ärztlichen Behandlungsauftrags im Einzelfall erforderlichen ärztlichen Behandlungsspielraum nicht ein.

(2) Der Gemeinsame Bundesausschuss nach § 91 des Fünften Buches Sozialgesetzbuch hat die Vorgaben der Anlagen nach Absatz 1 mindestens in Jahresabständen zu überprüfen. Bei Änderungen der den Vorgaben zu Grunde liegenden Verhältnisse hat er unverzüglich, mindestens aber jeweils zum 1. Juli eines Jahres, erstmalig zum 1. Juli 2003, dem Bundesministerium für Gesundheit Empfehlungen zur Aktualisierung der Anlagen nach Satz 1 vorzulegen.

(3) Voraussetzung für die Zulassung eines Programms ist, dass im Programm und in den zu seiner Durchführung geschlossenen Verträgen vorgesehen ist, dass das Programm und die zu seiner Durchführung geschlossenen Verträge unverzüglich, spätestens innerhalb eines Jahres an Änderungen der Zulassungsvoraussetzungen nach dieser Verordnung angepasst werden. Abweichend von Satz 1 hat die Anpassung des Programms und der zu seiner Durchführung geschlossenen Verträge an Änderungen der in § 3 Abs. 3 Satz 8 Nr. 3 genannten Anlagen spätestens zum ersten Tag des übernächsten auf das Inkrafttreten der Änderungen folgenden Quartals zu erfolgen. Die Sätze 1 und 2 gelten entsprechend für Programme, die am 1. Februar 2006 bereits zugelassen sind, für Programme, deren Zulassung zum Zeitpunkt des Inkrafttretens der in den Sätzen 1 und 2 genannten Änderungen beantragt ist sowie für Programme, deren Zulassung innerhalb der Anpassungszeiträume nach den Sätzen 1 und 2 beantragt wird. Für Programme, die am 1. Februar 2006 zugelassen sind, deren Zulassung an diesem Tag bereits beantragt ist oder innerhalb eines Jahres nach diesem Tag beantragt wird, beginnen die Anpassungsfristen an Änderungen der Zulassungsvoraussetzungen am 1. Februar 2006. Im Übrigen beginnen die Anpassungsfristen an dem Tag, an dem die Verordnung, die die jeweiligen Änderungen der Zulassungsvoraussetzungen regelt, in Kraft tritt. Die Krankenkasse hat dem Bundesversicherungsamt die angepassten Verträge unverzüglich vorzulegen und es über die Anpassung der Programme unverzüglich zu unterrichten. Für die Dauer der erteilten Zulassung gilt das Programm als zugelassen.

(4) Für Zulassungsvoraussetzungen, die vor dem 1. Februar 2006 geändert worden sind, gilt § 28b Abs. 3 in der bis zum 31. Januar 2006 geltenden Fassung. Abweichend von Absatz 3 hat die Anpassung der Programme an die Zulassungsvoraussetzungen des § 28f Abs. 1 Nr. 1 sowie an die Anforderungen der Anlagen 2, 4, 6, 8, 10 und 12 jeweils in der ab dem 1. April 2008 geltenden Fassung spätestens bis zum 1. Juli 2008, für die strukturierten Behandlungsprogramme für Brustkrebs im Hinblick auf die Zulassungsvoraussetzung

elektronische Erfassung und Übermittlung der Erst- und Folgedokumentationen spätestens bis zum 1. Juli 2009 zu erfolgen.

§ 28c
Anforderungen an Qualitätssicherungsmaßnahmen
(§ 137f Abs. 2 Satz 2 Nr. 2 des Fünften Buches Sozialgesetzbuch)

Voraussetzung für die Zulassung eines strukturierten Behandlungsprogramms ist, dass im Programm Ziele und Maßnahmen der Qualitätssicherung festgelegt und die jeweiligen Ziele und Maßnahmen mit den beteiligten Leistungserbringern oder Versicherten vereinbart werden. Die Vorgaben in Ziffer 2 der Anlagen 1, 3, 5, 7, 9 und 11 sind jeweils zu beachten.

§ 28d
Anforderungen an Voraussetzungen und Verfahren der Einschreibung der Versicherten in ein strukturiertes Behandlungsprogramm einschließlich der Dauer der Teilnahme
(§ 137f Abs. 2 Satz 2 Nr. 3 des Fünften Buches Sozialgesetzbuch)

(1) Ein strukturiertes Behandlungsprogramm kann nur zugelassen werden, wenn es vorsieht, dass der Versicherte
1. nur auf Grund einer schriftlichen Bestätigung einer gesicherten Diagnose durch den behandelnden Arzt nach Ziffer 3 in Verbindung mit Ziffer 1.2 der Anlagen 1, 3, 5, 7, 9 und 11 und der Erstdokumentation nach Anlage 2 in Verbindung mit den Anlagen 6, 8, 10 oder 12 oder nach Anlage 4 eingeschrieben wird,
2. nach § 137f Abs. 3 Satz 2 des Fünften Buches Sozialgesetzbuch in die Teilnahme sowie die damit verbundene Erhebung, Verarbeitung und Nutzung seiner Daten einwilligt und
3. über die Programminhalte, insbesondere auch darüber, dass zur Durchführung des strukturierten Behandlungsprogramms Befunddaten an die Krankenkasse übermittelt werden und diese Daten von der Krankenkasse zur Unterstützung der Betreuung des Versicherten im Rahmen des strukturierten Behandlungsprogramms verarbeitet und genutzt werden können, und dass in den Fällen des § 28f Abs. 2 die Daten zur Pseudonymisierung des Versichertenbezuges einer Arbeitsgemeinschaft oder von dieser beauftragten Dritten übermittelt werden können, die Aufgabenteilung zwischen den Versorgungs-

ebenen und die Versorgungsziele, die Freiwilligkeit der Teilnahme am Programm und die Möglichkeit des Widerrufs der Einwilligung sowie über seine im Programm aufgeführten Mitwirkungspflichten zur Erreichung der Ziele und darüber, wann eine fehlende Mitwirkung das Ende der Teilnahme an dem Programm zur Folge hat, informiert wird und diese Information schriftlich bestätigt.

(2) Ein strukturiertes Behandlungsprogramm kann außerdem nur zugelassen werden, wenn es vorsieht, dass
1. die Krankenkasse die aktive Teilnahme des Versicherten anhand der Dokumentation nach § 28f überprüft,
2. die Teilnahme des Versicherten am Programm endet, wenn
    a) er die Voraussetzungen für eine Einschreibung nicht mehr erfüllt,
    b) er innerhalb von zwölf Monaten zwei der nach Anlage 2 in Verbindung mit den Anlagen 6, 8, 10 oder 12 veranlassten Schulungen ohne plausible Begründung nicht wahrgenommen hat oder
    c) zwei aufeinanderfolgende der quartalsbezogen zu erstellenden Dokumentationen nach Anlage 2 in Verbindung mit den Anlagen 6, 8, 10 oder 12 oder nach Anlage 4, die zu ihrer Gültigkeit nicht der Unterschrift des Arztes bedürfen, nicht innerhalb von sechs Wochen nach Ablauf der in § 28f Abs. 2 Satz 1 Nr. 1 Buchstabe a genannten Frist übermittelt worden sind, und
3. die Krankenkasse die am Programm Beteiligten über Beginn und Ende der Teilnahme eines Versicherten am Programm informiert.

(3) Ein strukturiertes Behandlungsprogramm kann auch zugelassen werden, wenn es vorsieht, dass bei einer Unterbrechung der Zugehörigkeit des Versicherten zur Krankenkasse, die sich über nicht mehr als sechs Monate erstreckt, seine Teilnahme am Programm auf Grund einer Folgedokumentation fortgesetzt werden kann. Während der Unterbrechungszeit gilt Absatz 2 Nr. 2 entsprechend.

§ 28e
Anforderungen an die Schulung der Versicherten und der Leistungserbringer
(§ 137f Abs. 2 Satz 2 Nr. 4 des Fünften Buches Sozialgesetzbuch)

Voraussetzung für die Zulassung eines strukturierten Behandlungsprogramms ist, dass im Programm unter Beachtung der Anforderungen nach § 28b Abs. 1 Regelungen über die Schulung von Versicherten und Leistungserbringern vorgesehen und die Durchführung der entsprechenden Schulungen mit den beteiligten Leistungserbringern oder Dritten vereinbart werden. Die Vorgaben in Ziffer 4 der Anlagen 1, 3, 5, 7, 9 und 11 sind jeweils zu beachten.

§ 28f
Anforderungen an die Dokumentation
(§ 137f Abs. 2 Satz 2 Nr. 5 des Fünften Buches Sozialgesetzbuch)

(1) Voraussetzung für die Zulassung eines strukturierten Behandlungsprogramms ist, dass

1. im Programm am Ort der Leistungserbringung auf elektronischem Weg zu erfassende und zu übermittelnde Erst- und Folgedokumentationen vorgesehen sind, die nur die in Anlage 2 in Verbindung mit den Anlagen 6, 8, 10 oder 12 oder in Anlage 4 jeweils aufgeführten Angaben umfassen und nur für die Behandlung nach § 28b, die Festlegung der Qualitätssicherungsziele und -maßnahmen und deren Durchführung nach § 28c, die Überprüfung der Einschreibung nach § 28d, die Schulung der Versicherten und Leistungserbringer nach § 28e und die Evaluation nach § 28g genutzt werden,
2. im Programm vorgesehen ist, dass Zugang zu den an die Krankenkassen nach dieser Vorschrift übermittelten Daten nur Personen haben, die Aufgaben im Rahmen der Betreuung Versicherter in strukturierten Behandlungsprogrammen wahrnehmen und hierfür besonders geschult worden sind und
3. im Programm vorgesehen ist, dass die in dieser Vorschrift genannten Daten sieben Jahre, beginnend mit dem dem Berichtsjahr folgenden Kalenderjahr aufzubewahren und nach Ablauf dieser Frist zu löschen sind.

(2) Soweit die Durchführung eines strukturierten Behandlungsprogramms mit einer Kassenärztlichen Vereinigung vereinbart wird, kann das Programm zugelassen werden, wenn
1. in den Verträgen vereinbart worden ist, dass
    a) die an der Durchführung des Programms beteiligten Vertragsärzte und ärztlich geleiteten Einrichtungen die von ihnen nach Anlage 2 in Verbindung mit den Anlagen 6, 8, 10 oder 12 oder nach Anlage 4 zu erhebenden Daten den Krankenkassen und zur Pseudonymisierung des Versichertenbezugs einer Arbeitsgemeinschaft nach § 219 des Fünften Buches Sozialgesetzbuch innerhalb von zehn Tagen nach Ablauf des Dokumentationszeitraums maschinell verwertbar und versicherten- und leistungserbringerbezogen übermitteln,
    b) der Versicherte schriftlich über die nach Buchstabe a übermittelten Daten unterrichtet wird,
    c) die Arbeitsgemeinschaft nach Buchstabe a die ihr übermittelten Daten pseudoanonymisiert an die Kassenärztlichen Vereinigungen, die Mitglieder dieser Arbeitsgemeinschaft sind, sowie an eine von Mitgliedern der Arbeitsgemeinschaft gebildete gemeinsame Einrichtung übermittelt, die diese Daten nur für die Erfüllung ihrer jeweiligen Aufgaben im Rahmen der Qualitätssicherung nach § 28c und der Evaluation des strukturierten Behandlungsprogramms nach § 28g nutzen dürfen,
    d) die Pseudonymisierung des Versichertenbezugs in einer für die Zwecke nach Absatz 1 geeigneten Form erfolgt und
    e) der Arzt das Datum der Erstellung der Erstdokumentation gesondert schriftlich zu bestätigen hat, wenn er keine qualifizierte elektronische Signatur einsetzen kann, und
2. im Programm vorgesehen ist, dass diese Vereinbarungen der Durchführung des Programms zu Grunde gelegt werden.

Satz 1 gilt für sonstige Verträge mit Leistungserbringern zur Durchführung von strukturierten Behandlungsprogrammen, die ohne Beteiligung der Kassenärztlichen Vereinigungen geschlossen werden, entsprechend.

(2a) Bei einer Übermittlung der Erst- und Folgedokumentationen auf elektronischem Weg nach Absatz 2 Satz 1 Nr. 7 in der vor dem 1. April 2007 geltenden Fassung vor dem 1. September 2005 ist die gesonderte schriftliche Bestätigung, wenn diese noch nicht vorliegt, unverzüglich nachzuholen. Eine gesonderte schriftliche Bestätigung ist abweichend von Satz 1 und Absatz 2 Satz 1 Nr. 7 in der vor dem 1. April 2007 geltenden Fassung nicht erforderlich bei Behandlungsprogrammen nach Absatz 2, zu deren Durchführung vor dem 1. September 2005 entsprechende Vereinbarungen geschlossen worden sind, wenn im Rahmen des Übermittlungsverfahrens die Archivierung eines von dem Arzt unterschriebenen und mit dem Datum der Erstellung versehenen Ausdrucks der Dokumentation vereinbart worden ist.

(3) Soweit in den Verträgen zur Durchführung strukturierter Behandlungsprogramme die Bildung einer Arbeitsgemeinschaft nach Absatz 2 Satz 1 Nr. 1 nicht vorgesehen ist, kann das Programm nur dann zugelassen werden, wenn es vorsieht, dass die in den Anlagen nach Absatz 1 aufgeführten Daten von den Leistungserbringern zu erheben und der Krankenkasse maschinell verwertbar sowie versicherten- und leistungserbringerbezogen spätestens innerhalb von zehn Tagen nach Ablauf des Dokumentationszeitraums zu übermitteln sind. Absatz 2 Satz 1 Nr. 1 Buchstabe b und e und Absatz 2a gelten entsprechend.

§ 28g
Anforderungen an die Evaluation eines strukturierten Behandlungsprogramms, die zeitlichen Abstände zwischen den Evaluationen und die Dauer der Zulassung eines Programms (§ 137f Abs. 2 Satz 2 Nr. 6 des Fünften Buches Sozialgesetzbuch)

(1) Voraussetzung für die Zulassung eines strukturierten Behandlungsprogramms ist, dass im Programm und in den zu seiner Durchführung geschlossenen Verträgen Regelungen zur Evaluation vorgesehen sind, die die Überprüfung der Erreichung der Ziele nach § 28b Abs. 1 sowie der Durchführung der Programme nach den §§ 28c bis 28e sicherstellen. Die Vorgaben in Ziffer 5 der Anlagen 1, 3, 5, 7, 9 und 11 sind jeweils zu beachten. Die Bewertung der strukturierten Behandlungsprogramme hat sich zumindest zu erstrecken auf die Strukturqualität, die Prozessqualität, die Ergebnisqualität und die Wirkungen auf die Kosten der Versorgung.

(2) Das Bundesversicherungsamt hat durch Vorgaben methodischer Kriterien darauf hinzuwirken, dass die Evaluationen unterschiedlicher Programme diagnosebezogen vergleichbar sind.

(3) Für die für eine Krankheit zugelassenen Programme sind von den Krankenkassen in regelmäßigen Abständen zu einem einheitlichen Stichtag Evalu-

ationsberichte mit der vollständigen Bewertung des Programms nach Absatz 1 Satz 2 und 3 zu erstellen und dem Bundesversicherungsamt zu übermitteln. Für das ab dem frühesten Zeitpunkt für eine Krankheit zugelassene Programm ist der erste Evaluationsbericht über einen Bewertungszeitraum vom Programmstart bis zum Ende des Kalenderhalbjahres, in dem das Programm 36 Monate zugelassen ist, zu erstellen und in der Folgezeit alle 24 Monate zu aktualisieren. Für ab einem späteren Zeitpunkt für dieselbe Krankheit zugelassene Programme endet der Bewertungszeitraum der Evaluationsberichte jeweils mit dem Ende des Bewertungszeitraumes der Berichte für das ab dem frühesten Zeitpunkt zugelassene Programm; der Bewertungszeitraum für den ersten Bericht beträgt mindestens zwölf Monate. Die Evaluationsberichte sind dem Bundesversicherungsamt jeweils innerhalb eines Jahres nach dem Ende des jeweiligen Bewertungszeitraumes zu übermitteln und binnen weiterer acht Wochen zu veröffentlichen.

(3a) Für Programme, die am 1. April 2008 zugelassen sind, gelten die in Absatz 3 und in Anlage 1 Ziffer 5 genannten Anforderungen abweichend von § 28b Abs. 3 ab dem 1. Juli 2008. Der Bewertungszeitraum der ab dem 1. Juli 2008 erstmals zu erstellenden ersten oder nachfolgenden Evaluationsberichte endet für alle Programme für Diabetes mellitus Typ 2 und Brustkrebs zu dem Zeitpunkt, zu dem für das für diese Krankheit ab dem frühesten Zeitpunkt zugelassene Programm der Evaluationsbericht nach Absatz 3 erstmals zu aktualisieren ist.

(4) Die Krankenkassen stellen sicher, dass die Leistungsdaten nach dem Zweiten Abschnitt des Zehnten Kapitels des Fünften Buches Sozialgesetzbuch, soweit erforderlich, und die Daten nach § 28f Abs. 1 an die mit der Evaluation beauftragten Sachverständigen (§ 137f Abs. 4 Satz 1 des Fünften Buches Sozialgesetzbuch) übermittelt werden. Personenbezogene Daten sind vor Übermittlung an die Sachverständigen durch die Krankenkassen zu pseudoanymisieren.

(5) Die Zulassung und Verlängerungen der Zulassung des Programms sind jeweils auf höchstens fünf Jahre zu befristen. Wird die Zulassung eines Programms verlängert, gelten die Erklärungen des Versicherten nach § 28d Abs. 1 Satz 1 Nr. 2 und 3 weiter. Einer erneuten Einschreibung des Versicherten bedarf es nicht. Programme, die am 1. April 2007 zugelassen sind, gelten für die Dauer von höchstens fünf Jahren als zugelassen.

§ 28h
Berechnung der Kosten für Bescheidung von Zulassungsanträgen

(1) Die Bescheidung eines Antrags auf Zulassung oder Verlängerung der Zulassung eines strukturierten Behandlungsprogramms umfasst alle Tätigkeiten, die unmittelbar durch die Bearbeitung des Antrags veranlasst sind. Der Berechnung der Gebühren sind die Personalkostensätze des Bundes einschließlich der Sachkostenpauschale zu Grunde zu legen. Die Personalkostensätze sind je Arbeitsstunde anzusetzen. Wird ein Zulassungsantrag vor der Bescheiderteilung zurückgenommen, wird der Gebührenberechnung der bis dahin angefallene Bearbeitungsaufwand zu Grunde gelegt. Auslagen sind den Gebühren in ihrer tatsächlichen Höhe hinzuzurechnen.

(2) Vorhaltekosten sind die beim Bundesversicherungsamt anfallenden notwendigen Kosten, die durch Leistungen im Zusammenhang mit der Zulassung strukturierter Behandlungsprogramme veranlasst werden, die aber nicht unmittelbar durch die Bescheiderteilung entstehen. Zur Ermittlung der Vorhaltekosten ist die Summe der für ein Ausgleichsjahr auf der Grundlage des Absatzes 1 ermittelten Personal- und Sachkosten der mit der Zulassung von strukturierten Behandlungsprogrammen befassten Mitarbeiter um die für das Ausgleichsjahr für die Bescheiderteilung berechneten Gebühren zu verringern.

3. Änderungsverordnungen zur RSAV (Übersicht)

> Maßgeblich für die Entwicklung und die Zulassung strukturierter Behandlungsprogramme ist die Risikostruktur-Ausgleichsverordnung in ihrer jeweils gültigen Fassung. Das Bundesministerium für Gesundheit (BMG) setzt nach § 266 Abs. 7 Nr. 3 SGB V auf Empfehlung des Gemeinsamen Bundesausschusses per Rechtsverordnung (Änderungsverordnung zur Risikostrukturausgleichsverordnung – RSAV-ÄndV) die Erkrankungen fest, für die strukturierte Behandlungsprogramme von den Krankenkassen zu entwickeln sind, sowie die inhaltlichen Anforderungen an die jeweiligen Programme)

> (Zulassungsvoraussetzungen). Die Anforderungen sind krankheitsbezogen in den Anlagen der Risikostruktur-Ausgleichsverordnung geregelt.
>
> Die nachfolgende Übersicht bezeichnet die Änderungsverordnungen (Stand August 2008), die zur Risikostrukturausgleichsverordnung bislang in Kraft getreten sind und Regelungen für strukturierte Behandlungsprogramme beinhalten:

Vierte Verordnung zur Änderung der Risikostrukturausgleichsverordnung (4. RSAV-ÄndV) vom 27.06.2002, in Kraft getreten am 01.07.2002
Rechtliche Grundlage für strukturierte Behandlungsprogramme für Patienten mit Diabetes mellitus Typ II und Brustkrebs

Sechste Verordnung zur Änderung der Risikostrukturausgleichsverordnung (6. RSAV-ÄndV) vom 27.12.2002, in Kraft getreten am 01.01.2003
Änderungen zum Datenaustausch zwischen Ärzten und Krankenkassen für strukturierte Behandlungsprogramme für Diabetes mellitus Typ II.

Siebte Verordnung zur Änderung der Risikostrukturausgleichsverordnung (7. RSAV-ÄndV) vom 28.04.2003, in Kraft getreten am 01.05.2003
Rechtliche Grundlage für strukturierte Behandlungsprogramme für Patienten mit koronarer Herzkrankheit (KHK)

Neunte Verordnung zur Änderung der Risikostrukturausgleichsverordnung (9. RSAV-ÄndV) vom 18.02.2004, in Kraft getreten am 01.03.2004
Rechtliche Grundlage für strukturierte Behandlungsprogramme für Patienten mit Diabetes mellitus Typ I
Änderungen zur Dokumentation bei strukturierten Behandlungsprogrammen für Diabetes mellitus Typ II und KHK.

Elfte Verordnung zur Änderung der Risikostrukturausgleichsverordnung (11. RSAV-ÄndV) vom 22.12.2004, in Kraft getreten am 01.01.2005
Rechtliche Grundlage für strukturierte Behandlungsprogramme für Patienten mit Asthma bronchiale und chronisch obstruktiven Atemwegserkrankungen (COPD)

Zwölfte Verordnung zur Änderung der Risikostrukturausgleichsverordnung (12. RSAV-ÄndV) vom 15.08.2005, in Kraft getreten am 01.09.2005
Anpassung der Anforderungen an strukturierte Behandlungsprogramme für Diabetes mellitus Typ II.

Dreizehnte Verordnung zur Änderung der Risikostrukturausgleichsverordnung (13. RSAV-ÄndV) vom 23.01.2006, in Kraft getreten am 01.02.2006
Anpassung der Anforderungen an strukturierte Behandlungsprogramme für Brustkrebs sowie Änderungen zur Dokumentation.

Siebzehnte Verordnung zur Änderung der Risikostrukturausgleichsverordnung (17. RSAV-ÄndV) vom 26.03.2008, in Kraft getreten am 01.04.2008
Vereinfachung der Dokumentationsanforderungen an strukturierte Behandlungsprogramme für Diabetes mellitus Typ I und Typ II, koronare Herzkrankheit (KHK), Asthma bronchiale und chronisch obstruktive Lungenerkrankung (COPD).

4. Vorschriften aus der BPflV

§ 6 BPflV
Grundsatz der Beitragssatzstabilität

(1) Ab dem Jahr 2000 ist nach den Vorgaben des § 3 ein Gesamtbetrag für die Erlöse eines Krankenhauses aus Fallpauschalen, Sonderentgelten und dem Budget nach § 12 sowie auf Grund von Modellvorhaben nach § 26 zu vereinbaren. Bei der Vereinbarung sind insbesondere zu berücksichtigen:
1. Verkürzungen der Verweildauern,
2. die Ergebnisse von Fehlbelegungsprüfungen,
3. Leistungsverlagerungen, zum Beispiel in die ambulante Versorgung,
4. Leistungen, die im Rahmen von Modellvorhaben nach § 63 des Fünften Buches Sozialgesetzbuch vergütet werden, und ab dem Jahr 2009 auch Leistungen im Rahmen von Integrationsverträgen nach § 140a des Fünften Buches Sozialgesetzbuch, und (...)

Der Grundsatz der Beitragssatzstabilität ist zu beachten; Maßstab für die Beachtung ist die Veränderungsrate der beitragspflichtigen Einnahmen aller Mitglieder der Krankenkassen je Mitglied nach § 71 Abs. 3 Satz 1 und 4 in Verbindung mit Absatz 2 des Fünften Buches Sozialgesetzbuch. Der Gesamtbetrag darf den um die maßgebliche Rate veränderten Gesamtbetrag des Vorjahres nur überschreiten, soweit die folgenden Tatbestände dies erforderlich machen:

(...)

6. zusätzliche Leistungen aufgrund des Abschlusses eines Vertrages zur Durchführung eines strukturierten Behandlungsprogramms nach § 137g Abs. 1 Satz 1 des Fünften Buches Sozialgesetzbuch oder des Beitritts zu einem solchen Vertrag, soweit diese Leistungen erforderlich sind, um die Anforderungen des Sechsten Abschnitts der Risikostruktur-Ausgleichsverordnung zu erfüllen oder

(...)

vorgeschriebene Ausgleiche und Berichtigungen für Vorjahre sind unabhängig von der Veränderungsrate gesondert durchzuführen. (...)

C. Sonstige Rechtsbereiche

Bundesversicherungsamt, „Leitfaden für die Antragstellung zur Zulassung strukturierter Behandlungsprogramme für chronisch Kranke" (Stand 1. Juli 2008) – www.bundesversicherungsamt.de

IX. Integrierte Versorgung §§ 140a ff. SGB V

A. Überblick

Rechtsgrundlage:	§§ 140a ff. SGB V
Definition:	Verschiedene Leistungssektoren übergreifende oder interdisziplinär-fachübergreifende Versorgung der Versicherten.
Gesetzgebung:	Eingeführt zum 01.01.2000 durch die GKV-Gesundheitsreform 2000
	Weiterentwicklung durch das GMG zum 01.01.2004: u. a. Förderung durch Anschubfinanzierung im Zeitraum 01.01.2004 bis 31.12.2006 und Wegfall der Kassenärztlichen Vereinigungen als Vertragspartner
	Verlängerung Anschubfinanzierung bis 31.12.2008 durch VÄndG
	Weiterentwicklung durch das GKV-WSG zum 01.04.2007: u.a. Pflege als Vertragspartner, ambulante Leistungen durch Krankenhäuser und Transparenzregelungen
Systematik:	Einzelvertragssystem
	Einschränkung des Sicherstellungsauftrags der Kassenärztlichen Vereinigungen
Voraussetzung:	Abschluss eines Vertrages zur integrierten Versorgung
Vertragspartner:	Krankenkasse und die in § 140b Abs. 1 genannten Vertragspartner: • zugelassene Leistungserbringer und deren Gemeinschaften; • Medizinische Versorgungszentren • Managementgesellschaften; • Pflegekassen und Pflegeeinrichtungen

Umfang:	ambulante und stationäre Versorgung
Vergütung:	die Vergütung ist in den Verträgen vertraglich zu vereinbaren; bis 31.12.2008 werden bei Krankenhäusern nur die Leistungen von der vertraglich vereinbarten Vergütung finanziert, die über die im Gesamtbetrag nach den §§ 3 und 4 des KHEntgG oder dem § 6 der BPflV enthaltenen Leistungen hinaus vereinbart werden.
Finanzierung:	Anschubfinanzierung bis 31.12.2008; maximal 1 % der vertragsärztlichen Gesamtvergütung und der Rechnungen der einzelnen Krankenhäuser
Teilnahme:	Die Teilnahme der Versicherten und Leistungserbringer ist freiwillig

B. Zentrale gesetzliche Regelungen

1. Vorschriften aus dem SGB V

> Die Wiedergabe der Vorschriften beschränkt sich auf Auszüge unter Berücksichtigung der zum 1. Juli 2008 in Kraft getretenen Änderungen durch das „Gesetz zur Stärkung des Wettbewerbs in der gesetzlichen Krankenversicherung (GKV-Wettbewerbsstärkungsgesetz – GKV-WSG)" vom 26.03.2007 (BGBl. I S. 378) sowie der Änderungen durch das „Gesetz zur strukturellen Weiterentwicklung der Pflegeversicherung (Pflege-Weiterentwicklungsgesetz – PfWG)" vom 28. Mai 2008 (BGBl. I S. 874)

§ 140a
Integrierte Versorgung

(1) Abweichend von den übrigen Regelungen dieses Kapitels können die Krankenkassen Verträge über eine verschiedene Leistungssektoren übergreifende Versorgung der Versicherten oder eine interdisziplinär-fachübergreifende Versorgung mit den in § 140b Abs. 1 genannten Vertragspartnern abschließen. Die Verträge zur integrierten Versorgung sollen eine bevölkerungsbezogene Flächendeckung der Versorgung ermöglichen. Soweit die Versorgung der Versicherten nach diesen Verträgen durchgeführt wird, ist der Sicherstellungsauftrag nach § 75 Abs. 1 eingeschränkt. Das Versorgungsangebot und die Voraussetzungen seiner Inanspruchnahme ergeben sich aus dem Vertrag zur integrierten Versorgung. Die für die ambulante Behandlung im Rahmen der integrierten Versorgung notwendige Versorgung mit Arzneimitteln soll durch Verträge nach § 130a Abs. 8 erfolgen.

(2) Die Teilnahme der Versicherten an den integrierten Versorgungsformen ist freiwillig. Ein behandelnder Leistungserbringer darf aus der gemeinsamen Dokumentation nach § 140b Abs. 3 die den Versicherten betreffenden Behandlungsdaten und Befunde nur dann abrufen, wenn der Versicherte ihm gegenüber seine Einwilligung erteilt hat, die Information für den konkret anstehenden Behandlungsfall genutzt werden soll und der Leistungserbringer

zu dem Personenkreis gehört, der nach § 203 des Strafgesetzbuches zur Geheimhaltung verpflichtet ist.

(3) Die Versicherten haben das Recht, von ihrer Krankenkasse umfassend über die Verträge zur integrierten Versorgung, die teilnehmenden Leistungserbringer, besondere Leistungen und vereinbarte Qualitätsstandards informiert zu werden.

§ 140b
Verträge zu integrierten Versorgungsformen

(1) Die Krankenkassen können die Verträge nach § 140a Abs. 1 nur mit
  1. einzelnen, zur vertragsärztlichen Versorgung zugelassenen Ärzten und Zahnärzten und einzelnen sonstigen, nach diesem Kapitel zur Versorgung der Versicherten berechtigten Leistungserbringern oder deren Gemeinschaften,
  2. Trägern zugelassener Krankenhäuser, soweit sie zur Versorgung der Versicherten berechtigt sind, Trägern von stationären Vorsorge- und Rehabilitationseinrichtungen, soweit mit ihnen ein Versorgungsvertrag nach § 111 Abs. 2 besteht, Trägern von ambulanten Rehabilitationseinrichtungen oder deren Gemeinschaften,
  3. Trägern von Einrichtungen nach § 95 Abs. 1 Satz 2 oder deren Gemeinschaften,
  4. Trägern von Einrichtungen, die eine integrierte Versorgung nach § 140a durch zur Versorgung der Versicherten nach dem Vierten Kapitel berechtigte Leistungserbringer anbieten,
  5. Pflegekassen und zugelassenen Pflegeeinrichtungen auf der Grundlage des § 92b des Elften Buches,
  6. Gemeinschaften der vorgenannten Leistungserbringer und deren Gemeinschaften abschließen.

(2) (aufgehoben)

(3) In den Verträgen nach Absatz 1 müssen sich die Vertragspartner der Krankenkassen zu einer qualitätsgesicherten, wirksamen, ausreichenden, zweckmäßigen und wirtschaftlichen Versorgung der Versicherten verpflichten. Die Vertragspartner haben die Erfüllung der Leistungsansprüche der Versicherten nach den §§ 2 und 11 bis 62 in dem Maße zu gewährleisten, zu dem die Leistungserbringer nach diesem Kapitel verpflichtet sind. Insbesondere müssen die Vertragspartner die Gewähr dafür übernehmen, dass sie die

organisatorischen, betriebswirtschaftlichen sowie die medizinischen und medizinisch-technischen Voraussetzungen für die vereinbarte integrierte Versorgung entsprechend dem allgemein anerkannten Stand der medizinischen Erkenntnisse und des medizinischen Fortschritts erfüllen und eine an dem Versorgungsbedarf der Versicherten orientierte Zusammenarbeit zwischen allen an der Versorgung Beteiligten einschließlich der Koordination zwischen den verschiedenen Versorgungsbereichen und einer ausreichenden Dokumentation, die allen an der integrierten Versorgung Beteiligten im jeweils erforderlichen Umfang zugänglich sein muss, sicherstellen. Gegenstand des Versorgungsauftrags an die Vertragspartner der Krankenkassen nach den Absätzen 1 und 2 dürfen nur solche Leistungen sein, über deren Eignung als Leistung der Krankenversicherung der Gemeinsame Bundesausschuss nach § 91 im Rahmen der Beschlüsse nach § 92 Abs. 1 Satz 2 Nr. 5 und im Rahmen der Beschlüsse nach § 137c Abs. 1 keine ablehnende Entscheidung getroffen hat.

(4) Die Verträge können Abweichendes von den Vorschriften dieses Kapitels, des Krankenhausfinanzierungsgesetzes, des Krankenhausentgeltgesetzes sowie den nach diesen Vorschriften getroffenen Regelungen insoweit regeln, als die abweichende Regelung dem Sinn und der Eigenart der integrierten Versorgung entspricht, die Qualität, die Wirksamkeit und die Wirtschaftlichkeit der integrierten Versorgung verbessert oder aus sonstigen Gründen zu ihrer Durchführung erforderlich ist. Der Grundsatz der Beitragssatzstabilität nach § 71 Abs. 1 gilt für Verträge, die bis zum 31. Dezember 2008 abgeschlossen werden, nicht. Die Vertragspartner der integrierten Versorgung können sich auf der Grundlage ihres jeweiligen Zulassungsstatus für die Durchführung der integrierten Versorgung darauf verständigen, dass Leistungen auch dann erbracht werden können, wenn die Erbringung dieser Leistungen vom Zulassungs- oder Ermächtigungsstatus des jeweiligen Leistungserbringers nicht gedeckt ist. Die Krankenhäuser sind unabhängig von Satz 3 im Rahmen eines Vertrages zur integrierten Versorgung zur ambulanten Behandlung der im Katalog nach § 116b Abs. 3 genannten hochspezialisierten Leistungen, seltenen Erkrankungen und Erkrankungen mit besonderen Behandlungsverläufen berechtigt.

(5) Ein Beitritt Dritter zu Verträgen der integrierten Versorgung ist nur mit Zustimmung aller Vertragspartner möglich.

§ 140c
Vergütung

(1) Die Verträge zur integrierten Versorgung legen die Vergütung fest. Aus der Vergütung für die integrierten Versorgungsformen sind sämtliche Leistungen, die von teilnehmenden Versicherten im Rahmen des vertraglichen Versorgungsauftrags in Anspruch genommen werden, zu vergüten. Dies gilt auch für die Inanspruchnahme von Leistungen von nicht an der integrierten Versorgung teilnehmenden Leistungserbringern, soweit die Versicherten von an der integrierten Versorgung teilnehmenden Leistungserbringern an die nicht teilnehmenden Leistungserbringer überwiesen wurden oder aus sonstigen, in dem Vertrag zur integrierten Versorgung geregelten Gründen berechtigt waren, nicht teilnehmende Leistungserbringer in Anspruch zu nehmen.

(2) Die Verträge zur integrierten Versorgung können die Übernahme der Budgetverantwortung insgesamt oder für definierbare Teilbereiche (kombiniertes Budget) vorsehen. Die Zahl der teilnehmenden Versicherten und deren Risikostruktur sind zu berücksichtigen. Ergänzende Morbiditätskriterien sollen in den Vereinbarungen berücksichtigt werden.

§ 140d
Anschubfinanzierung, Bereinigung

(1) Zur Förderung der integrierten Versorgung hat jede Krankenkasse in den Jahren 2004 bis 2008 jeweils Mittel bis zu 1 vom Hundert von der nach § 85 Abs. 2 an die Kassenärztliche Vereinigung zu entrichtenden Gesamtvergütung sowie von den Rechnungen der einzelnen Krankenhäuser für voll- und teilstationäre Versorgung einzubehalten, soweit die einbehaltenen Mittel zur Umsetzung von nach § 140b geschlossenen Verträgen erforderlich sind. Sie dürfen nur für voll- oder teilstationäre und ambulante Leistungen der Krankenhäuser und für ambulante vertragsärztliche Leistungen verwendet werden; dies gilt nicht für Aufwendungen für besondere Integrationsaufgaben. Satz 2 gilt nicht für Verträge, die vor dem 1. April 2007 abgeschlossen worden sind. Die Krankenkassen müssen gegenüber den Kassenärztlichen Vereinigungen und den Krankenhäusern die Verwendung der einbehaltenen Mittel darlegen. Satz 1 gilt nicht für die vertragszahnärztlichen Gesamtvergütungen. Die nach Satz 1 einbehaltenen Mittel sind ausschließlich zur Finanzierung der nach § 140c Abs. 1 Satz 1 vereinbarten Vergütungen zu verwenden. Sie sollen in dem Bezirk der Kassenärztlichen Vereinigung, an die die nach Satz 1 verringerten

Gesamtvergütungen gezahlt wurden, verwendet werden. Werden die einbehaltenen Mittel nicht innerhalb von drei Jahren für die Zwecke nach Satz 1 verwendet, sind die nicht verwendeten Mittel spätestens zum 31. März 2009 an die Kassenärztliche Vereinigung sowie an die einzelnen Krankenhäuser, soweit die Mittel in den Jahren 2007 und 2008 einbehalten wurden, entsprechend ihrem Anteil an den jeweils einbehaltenen Beträgen auszuzahlen.

(2) Die Vertragspartner der Gesamtverträge nach 83 Abs. 1 haben für den Fall, dass die zur Förderung der integrierten Versorgung aufgewendeten Mittel die nach Absatz 1 einbehaltenen Mittel übersteigen, die Gesamtvergütungen nach § 85 Abs. 2 in den Jahren 2004 bis einschließlich 2008 entsprechend der Zahl der an der integrierten Versorgung teilnehmenden Versicherten sowie dem im Vertrag nach § 140a vereinbarten Versorgungsauftrag zu bereinigen, soweit der damit verbundene einzelvertragliche Leistungsbedarf den nach § 295 Abs. 2 auf Grundlage des einheitlichen Bewertungsmaßstabes für vertragsärztliche Leistungen abgerechneten Leistungsbedarf vermindert. Ab dem 1. Januar 2009 ist der Behandlungsbedarf nach § 87a Abs. 3 Satz 2 ist entsprechend der Zahl und der Morbiditätsstruktur der an der integrierten Versorgung teilnehmenden Versicherten sowie dem im Vertrag nach § 140a vereinbarten Versorgungsbedarf zu bereinigen. Kommt eine Einigung über die Verringerung der Gesamtvergütungen nach Satz 1 oder des Behandlungsbedarfs nach Satz 2 nicht zu Stande, können auch die Krankenkassen oder ihre Verbände, die Vertragspartner der Verträge nach § 140a sind, das Schiedsamt nach § 89 anrufen. Die für die Bereinigungsverfahren erforderlichen arzt- und versichertenbezogenen Daten übermitteln die Krankenkassen den zuständigen Gesamtvertragspartnern.

(3) Die Vertragspartner der Vereinbarungen nach § 84 Abs. 1 haben die Ausgabenvolumen rechnerisch zu bereinigen, soweit die integrierte Versorgung die Versorgung mit Arznei- und Heilmitteln einschließt. Die Ausgabenvolumen sind entsprechend der Zahl und der Risikostruktur der an der integrierten Versorgung teilnehmenden Versicherten zu verringern. Ergänzende Morbiditätskriterien sollen berücksichtigt werden.

(4) Mit der nach § 140c Abs. 1 Satz 1 mit Krankenhäusern zu vereinbarenden Vergütung werden bis zum 31. Dezember 2008 nur die Leistungen finanziert, die über die im Gesamtbetrag nach den §§ 3 und 4 des Krankenhausentgeltgesetzes oder dem § 6 der Bundespflegesatzverordnung enthaltenen Leistungen hinaus vereinbart werden.

(5) Die Krankenkassen melden der von der Kassenärztlichen Bundesvereinigung, der Deutschen Krankenhausgesellschaft und dem Spitzenverband Bund der Krankenkassen gebildeten gemeinsamen Registrierungsstelle die Einzelheiten über die Verwendung der einbehaltenen Mittel nach Absatz 1 Satz 1. Die Registrierungsstelle veröffentlicht einmal jährlich einen Bericht über die Entwicklung der integrierten Versorgung. Der Bericht soll auch Informationen über Inhalt und Umfang der Verträge enthalten.

§ 129
Rahmenvertrag über die Arzneimittelversorgung

(...)

(5b) Apotheken können an vertraglich vereinbarten Versorgungsformen beteiligt werden; die Angebote sind öffentlich auszuschreiben. In Verträgen nach Satz 1 sollen auch Maßnahmen zur qualitätsgesicherten Beratung des Versicherten durch die Apotheke vereinbart werden. In der integrierten Versorgung kann in Verträgen nach Satz 1 das Nähere über Qualität und Struktur der Arzneimittelversorgung für die an der integrierten Versorgung teilnehmenden Versicherten auch abweichend von Vorschriften dieses Buches vereinbart werden. (...)

§ 130a
Rabatte der pharmazeutischen Unternehmer

(...)

(8) Die Krankenkassen oder ihre Verbände können mit pharmazeutischen Unternehmern zusätzlich zu den Abschlägen nach den Absätzen 1 und 2 Rabatte für die zu ihren Lasten abgegebenen Arzneimittel vereinbaren. Dabei kann auch ein jährliches Umsatzvolumen sowie eine Abstaffelung von Mehrerlösen gegenüber dem vereinbarten Umsatzvolumen vereinbart werden. Rabatte nach Satz 1 sind von den pharmazeutischen Unternehmern an die Krankenkassen zu vergüten. Eine Vereinbarung nach Satz 1 berührt Abschläge nach den Absätzen 1, 3a und 3b nicht. Die Krankenkassen oder ihre Verbände können Leistungserbringer oder Dritte am Abschluss von Verträgen nach Satz 1 beteiligen oder diese mit dem Abschluss solcher Verträge beauftragen. Das Bundesministerium für Gesundheit berichtet dem Deutschen Bundestag bis zum 31. März 2008 über die Auswirkungen von Rabattvereinbarungen insbesondere auf die Wirksamkeit der Festbetragsregelung. (...)

§ 295 SGB V
Abrechnung ärztlicher Leistungen

(1) Die an der vertragsärztlichen Versorgung teilnehmenden Ärzte und Einrichtungen sind verpflichtet,
1. in dem Abschnitt der Arbeitsunfähigkeitsbescheinigung, den die Krankenkasse erhält, die Diagnosen,
2. in den Abrechnungsunterlagen für die vertragsärztlichen Leistungen die von ihnen erbrachten Leistungen einschließlich des Tages der Behandlung, bei ärztlicher Behandlung mit Diagnosen, bei zahnärztlicher Behandlung mit Zahnbezug und Befunden,
3. in den Abrechnungsunterlagen sowie auf den Vordrucken für die vertragsärztliche Versorgung ihre Arztnummer, in Überweisungsfällen die Arztnummer des überweisenden Arztes sowie die Angaben nach § 291 Abs. 2 Nr. 1 bis 10 maschinenlesbar

aufzuzeichnen und zu übermitteln. Die Diagnosen nach Satz 1 Nr. 1 und 2 sind nach der Internationalen Klassifikation der Krankheiten in der jeweiligen vom Deutschen Institut für medizinische Dokumentation und Information im Auftrag des Bundesministeriums für Gesundheit herausgegebenen deutschen Fassung zu verschlüsseln. Das Bundesministerium für Gesundheit kann das Deutsche Institut für medizinische Dokumentation und Information beauftragen, den in Satz 2 genannten Schlüssel um Zusatzkennzeichen zur Gewährleistung der für die Erfüllung der Aufgaben der Krankenkassen notwendigen Aussagefähigkeit des Schlüssels zu ergänzen. Von Vertragsärzten durchgeführte Operationen und sonstige Prozeduren sind nach dem vom Deutschen Institut für medizinische Dokumentation und Information im Auftrag des Bundesministeriums für Gesundheit herausgegebenen Schlüssel zu verschlüsseln. Das Bundesministerium für Gesundheit gibt den Zeitpunkt des Inkrafttretens der jeweiligen Fassung des Diagnosenschlüssels nach Satz 2 sowie des Prozedurenschlüssels nach Satz 4 im Bundesanzeiger bekannt.

(...)

(1b) Ärzte, Einrichtungen und medizinische Versorgungszentren, die ohne Beteiligung der Kassenärztlichen Vereinigungen mit den Krankenkassen oder ihren Verbänden Verträge zu integrierten Versorgungsformen (§ 140a) oder zur Versorgung nach § 73b oder § 73c abgeschlossen haben, sowie Krankenhäuser, die gemäß § 116b Abs. 2 an der ambulanten Behandlung teilnehmen, übermitteln die in Absatz 1 genannten Angaben, bei Krankenhäusern einschließlich ihres Institutionskennzeichens, an die jeweiligen Krankenkassen im Wege elektronischer Datenübertragung oder maschinell verwertbar auf Datenträgern. Das Nähere regelt der Spitzenverband Bund der Krankenkassen.

(...)

(2a) Die an der vertragsärztlichen Versorgung teilnehmenden Ärzte und Einrichtungen sowie Leistungserbringer, die ohne Beteiligung der Kassenärztlichen Vereinigungen mit den Krankenkassen oder ihren Verbänden Verträge zu integrierten Versorgungsformen (§ 140a) oder zur Versorgung nach § 73b oder § 73c abgeschlossen haben sowie Krankenhäuser, die gemäß § 116b Abs. 2 an der ambulanten Behandlung teilnehmen, sind verpflichtet, die Angaben gemäß § 292 aufzuzeichnen und den Krankenkassen zu übermitteln. (...)

§ 53 SGB V
Wahltarife

(...)

(3) Die Krankenkasse hat in ihrer Satzung zu regeln, dass für Versicherte, die an besonderen Versorgungsformen nach § 63, § 73b, § 73c, § 137f oder § 140a teilnehmen, Tarife angeboten werden. Für diese Versicherten kann die Krankenkasse eine Prämienzahlung oder Zuzahlungsermäßigungen vorsehen.

(...)

(8) Die Mindestbindungsfrist für Wahltarife mit Ausnahme der Tarife nach Absatz 3 beträgt drei Jahre. Abweichend von § 175 Abs. 4 kann die Mitgliedschaft frühestens zum Ablauf der dreijährigen Mindestbindungsfrist gekündigt werden. Die Satzung hat für Tarife ein Sonderkündigungsrecht in besonderen Härtefällen vorzusehen. Die Prämienzahlung an Versicherte darf bis zu 20 vom Hundert, für einen oder mehrere Tarife einschließlich Prämienzahlungen nach § 242 30 vom Hundert der vom Mitglied im Kalenderjahr getragenen Beiträge mit Ausnahme der Beitragszuschüsse nach § 106 des Sechsten Buches sowie § 257 Abs. 1 Satz 1, jedoch nicht mehr als 600 Euro, bei einem oder mehreren Tarifen einschließlich Prämienzahlungen nach § 242 900 Euro jährlich betragen. Satz 4 gilt nicht für Versicherte, die Teilkostenerstattung nach § 14 gewählt haben. Mitglieder, deren Beiträge vollständig von Dritten getragen werden, können nur Tarife nach Absatz 3 wählen.

(9) Die Aufwendungen für jeden Wahltarif müssen aus Einnahmen, Einsparungen und Effizienzsteigerungen, die durch diese Maßnahmen erzielt werden, finanziert werden. Die Krankenkassen haben regelmäßig, mindestens alle drei Jahre über diese Einsparungen gegenüber der zuständigen Aufsichtsbehörde Rechenschaft abzulegen.

2. Vorschriften aus dem SGB XI

> Die Wiedergabe der Vorschriften beschränkt sich auf Auszüge unter Berücksichtigung der Änderungen durch das „Gesetz zur Stärkung des Wettbewerbs in der gesetzlichen Krankenversicherung (GKV-Wettbewerbsstärkungsgesetz – GKV-WSG)" vom 26.03.2007 (BGBl. I S. 378) sowie der Änderungen durch das „Gesetz zur strukturellen Weiterentwicklung der Pflegeversicherung (Pflege-Weiterentwicklungsgesetz – PfWG)" vom 28. Mai 2008 (BGBl. I S. 874)

§ 92b
Integrierte Versorgung

(1) Die Pflegekassen können mit zugelassenen Pflegeeinrichtungen und den weiteren Vertragspartnern nach § 140b Abs. 1 des Fünften Buches Verträge zur integrierten Versorgung schließen oder derartigen Verträgen mit Zustimmung der Vertragspartner beitreten.

(2) In den Verträgen nach Absatz 1 ist das Nähere über Art, Inhalt und Umfang der zu erbringenden Leistungen der integrierten Versorgung sowie deren Vergütung zu regeln. Diese Verträge können von den Vorschriften der §§ 75, 85 und 89 abweichende Regelungen treffen, wenn sie dem Sinn und der Eigenart der integrierten Versorgung entsprechen, die Qualität, die Wirksamkeit und die Wirtschaftlichkeit der Versorgung durch die Pflegeeinrichtungen verbessern oder aus sonstigen Gründen zur Durchführung der integrierten Versorgung erforderlich sind. In den Pflegevergütungen dürfen keine Aufwendungen berücksichtigt werden, die nicht der Finanzierungszuständigkeit der sozialen Pflegeversicherung unterliegen. Soweit Pflegeeinrichtungen durch die integrierte Versorgung Mehraufwendungen für Pflegeleistungen entstehen,

vereinbaren die Beteiligten leistungsgerechte Zuschläge zu den Pflegevergütungen (§§ 85 und 89). § 140b Abs. 3 des Fünften Buches gilt für Leistungsansprüche der Pflegeversicherten gegenüber ihrer Pflegekasse entsprechend.

(3) § 140a Abs. 2 und 3 des Fünften Buches gilt für die Informationsrechte der Pflegeversicherten gegenüber ihrer Pflegekasse und für die Teilnahme der Pflegeversicherten an den integrierten Versorgungsformen entsprechend.

§ 92c
Pflegestützpunkte

(1) Zur wohnortnahen Beratung, Versorgung und Betreuung der Versicherten richten die Pflegekassen und Krankenkassen Pflegestützpunkte ein, sofern die zuständige oberste Landesbehörde dies bestimmt. Die Einrichtung muss innerhalb von sechs Monaten nach der Bestimmung durch die oberste Landesbehörde erfolgen. Kommen die hierfür erforderlichen Verträge nicht innerhalb von drei Monaten nach der Bestimmung durch die oberste Landesbehörde zustande, haben die Landesverbände der Pflegekassen innerhalb eines weiteren Monats den Inhalt der Verträge festzulegen; hierbei haben sie auch die Interessen der Ersatzkassen und der Landesverbände der Krankenkassen wahrzunehmen. Hinsichtlich der Mehrheitsverhältnisse bei der Beschlussfassung ist § 81 Abs. 1 Satz 2 entsprechend anzuwenden. Widerspruch und Anfechtungsklage gegen Maßnahmen der Aufsichtsbehörden zur Einrichtung von Pflegestützpunkten haben keine aufschiebende Wirkung.

(2) Aufgaben der Pflegestützpunkte sind
    1. umfassende sowie unabhängige Auskunft und Beratung zu den Rechten und Pflichten nach dem Sozialgesetzbuch und zur Auswahl und Inanspruchnahme der bundes- oder landesrechtlich vorgesehenen Sozialleistungen und sonstigen Hilfsangebote,
    2. Koordinierung aller für die wohnortnahe Versorgung und Betreuung in Betracht kommenden gesundheitsfördernden, präventiven, kurativen, rehabilitativen und sonstigen medizinischen sowie pflegerischen und sozialen Hilfs- und Unterstützungsangebote einschließlich der Hilfestellung bei der Inanspruchnahme der Leistungen,
    3. Vernetzung aufeinander abgestimmter pflegerischer und sozialer Versorgungs- und Betreuungsangebote.

Auf vorhandene vernetzte Beratungsstrukturen ist zurückzugreifen. Die Pflegekassen haben jederzeit darauf hinzuwirken, dass sich insbesondere die

1. nach Landesrecht zu bestimmenden Stellen für die wohnortnahe Betreuung im Rahmen der örtlichen Altenhilfe und für die Gewährung der Hilfe zur Pflege nach dem Zwölften Buch,
2. im Land zugelassenen und tätigen Pflegeeinrichtungen,
3. im Land tätigen Unternehmen der privaten Kranken- und Pflegeversicherung

an den Pflegestützpunkten beteiligen. Die Krankenkassen haben sich an den Pflegestützpunkten zu beteiligen. Träger der Pflegestützpunkte sind die beteiligten Kosten- und Leistungsträger. Die Träger

1. sollen Pflegefachkräfte in die Tätigkeit der Pflegestützpunkte einbinden,
2. haben nach Möglichkeit Mitglieder von Selbsthilfegruppen sowie ehrenamtliche und sonstige zum bürgerschaftlichen Engagement bereite Personen und Organisationen in die Tätigkeit der Pflegestützpunkte einzubinden,
3. sollen interessierten kirchlichen sowie sonstigen religiösen und gesellschaftlichen Trägern und Organisationen die Beteiligung an den Pflegestützpunkten ermöglichen,
4. können sich zur Erfüllung ihrer Aufgaben dritter Stellen bedienen,
5. sollen im Hinblick auf die Vermittlung und Qualifizierung von für die Pflege und Betreuung geeigneten Kräften eng mit dem Träger der Arbeitsförderung nach dem Dritten Buch und den Trägern der Grundsicherung für Arbeitsuchende nach dem Zweiten Buch zusammenarbeiten.

(3) Die an den Pflegestützpunkten beteiligten Kostenträger und Leistungserbringer können für das Einzugsgebiet der Pflegestützpunkte Verträge zur wohnortnahen integrierten Versorgung schließen; insoweit ist § 92b mit der Maßgabe entsprechend anzuwenden, dass die Pflege- und Krankenkassen gemeinsam und einheitlich handeln. (...)

3. Vorschriften aus dem KHEntgG

§ 4 KHEntgG
Vereinbarung eines Erlösbudgets für die Jahre 2005 bis 2008

(1) Jeweils zum 1. Januar der Jahre 2005 bis 2009 werden der krankenhausindividuelle Basisfallwert und das Erlösbudget des Krankenhauses (§ 3 Abs. 3 Satz 4 Nr. 1) stufenweise an den landesweit geltenden Basisfallwert nach § 10 und das sich daraus ergebende DRG-Erlösvolumen angeglichen. Zur Berücksichtigung von Leistungsveränderungen bei der Vereinbarung des Erlösbudgets können Krankenhausvergleiche auf der Grundlage von DRG-Leistungsdaten herangezogen werden.

(2) Ausgangswert für die Ermittlung des Erlösbudgets für das Jahr 2005 ist das vereinbarte Erlösbudget nach § 3 Abs. 3 Satz 4 Nr. 1 für das Jahr 2004, das um eine Basisberichtigung nach § 3 Abs. 3 Satz 5 berichtigt ist; dieses wird
    1. vermindert um (...)
        e) Kosten für Leistungen, die im Vereinbarungszeitraum erstmals im Rahmen von Modellvorhaben nach § 63 des Fünften Buches Sozialgesetzbuch vergütet werden, oder ab dem Jahr 2009 Kosten für Leistungen, die im Rahmen von Integrationsverträgen nach § 140a des Fünften Buches Sozialgesetzbuch vergütet werden und noch im Erlösbudget enthalten sind, (...)

4. Vorschriften aus der BPflV

§ 6 BPflV
Grundsatz der Beitragssatzstabilität

(1) Ab dem Jahr 2000 ist nach den Vorgaben des § 3 ein Gesamtbetrag für die Erlöse eines Krankenhauses aus Fallpauschalen, Sonderentgelten und dem Budget nach § 12 sowie auf Grund von Modellvorhaben nach § 26 zu vereinbaren. Bei der Vereinbarung sind insbesondere zu berücksichtigen: (...)
    4. Leistungen, die im Rahmen von Modellvorhaben nach § 63 des Fünften Buches Sozialgesetzbuch vergütet werden, und ab dem Jahr 2009 auch Leistungen im Rahmen von Integrationsverträgen nach § 140a des Fünften Buches Sozialgesetzbuch, und (...)

5. Vorschriften aus dem ApoG

§ 11

(1) Erlaubnisinhaber und Personal von Apotheken dürfen mit Ärzten oder anderen Personen, die sich mit der Behandlung von Krankheiten befassen, keine Rechtsgeschäfte vornehmen oder Absprachen treffen, die eine bevorzugte Lieferung bestimmter Arzneimittel, die Zuführung von Patienten, die Zuweisung von Verschreibungen oder die Fertigung von Arzneimitteln ohne volle Angabe der Zusammensetzung zum Gegenstand haben. § 140a des Fünften Buches Sozialgesetzbuch bleibt unberührt.

(2) Abweichend von Absatz 1 darf der Inhaber einer Erlaubnis zum Betrieb einer öffentlichen Apotheke auf Grund einer Absprache anwendungsfertige Zytostatikazubereitungen, die im Rahmen des üblichen Apothekenbetriebes hergestellt worden sind, unmittelbar an den anwendenden Arzt abgeben.

(3) Der Inhaber einer Erlaubnis zum Betrieb einer Krankenhausapotheke darf auf Anforderung des Inhabers einer Erlaubnis zum Betrieb einer öffentlichen Apotheke die im Rahmen seiner Apotheke hergestellten anwendungsfertigen Zytostatikazubereitungen an diese öffentliche Apotheke oder auf Anforderung des Inhabers einer Erlaubnis zum Betrieb einer anderen Krankenhausapotheke an diese Krankenhausapotheke abgeben. Dies gilt entsprechend für den Inhaber einer Erlaubnis zum Betrieb einer öffentlichen Apotheke für die Abgabe der in Satz 1 genannten Arzneimittel an eine Krankenhausapotheke oder an eine andere öffentliche Apotheke. Eines Vertrages nach § 14 Abs. 3 oder 4 bedarf es nicht. (...)

§ 14
Krankenhausapotheken

(...)

(7) Der Leiter der Krankenhausapotheke nach Absatz 1 oder ein von ihm beauftragter Apotheker oder der Leiter einer Apotheke nach Absatz 4 dürfen nur solche Krankenhäuser mit Arzneimitteln versorgen, mit denen rechtswirksame Verträge bestehen oder für deren Versorgung eine Genehmigung nach Absatz 5 Satz 3 erteilt worden ist. Die in Satz 1 genannten Personen dürfen Arzneimittel nur an die einzelnen Stationen und anderen Teileinheiten des Krankenhauses zur Versorgung von Patienten abgeben, die in dem Kranken-

haus vollstationär, teilstationär, vor- oder nachstationär (§ 115a des Fünften Buches Sozialgesetzbuch) behandelt, ambulant operiert oder im Rahmen sonstiger stationsersetzender Eingriffe (§ 115b des Fünften Buches Sozialgesetzbuch) versorgt werden, ferner zur unmittelbaren Anwendung bei Patienten an ermächtigte Ambulanzen des Krankenhauses, insbesondere an Hochschulambulanzen (§ 117 des Fünften Buches Sozialgesetzbuch), psychiatrische Institutsambulanzen (§ 118 des Fünften Buches Sozialgesetzbuch), sozialpädiatrische Zentren (§ 119 des Fünften Buches Sozialgesetzbuch) und ermächtigte Krankenhausärzte (§ 116 des Fünften Buches Sozialgesetzbuch) sowie an Patienten im Rahmen der ambulanten Behandlung im Krankenhaus, wenn das Krankenhaus hierzu ermächtigt (§ 116a des Fünften Buches Sozialgesetzbuch) oder berechtigt (§§ 116b und 140b Abs. 4 Satz 3 des Fünften Buches Sozialgesetzbuch) ist. Bei der Entlassung von Patienten nach stationärer oder ambulanter Behandlung im Krankenhaus darf an diese die zur Überbrückung benötigte Menge an Arzneimitteln nur abgegeben werden, wenn im unmittelbaren Anschluss an die Behandlung ein Wochenende oder ein Feiertag folgt. Unbeschadet des Satzes 3 können an Patienten, für die die Verordnung häuslicher Krankenpflege nach § 92 Abs. 7 Satz 1 Nr. 3 des Fünften Buches Sozialgesetzbuch vorliegt, die zur Überbrückung benötigten Arzneimittel für längstens drei Tage abgegeben werden. An Beschäftigte des Krankenhauses dürfen Arzneimittel nur für deren unmittelbaren eigenen Bedarf abgegeben werden. (…)

C. Zentrale steuerrechtliche Regelungen

1. Vorschriften aus dem Regierungsentwurf JStG 2009 vom 18.06.2008

> Die derzeitigen Steuerbefreiungsregelungen in den §§ 4 Nr. 14 und 16 UStG beinhalten keine Regelungen zu den „Neuen Versorgungsformen". Sie sollen nach dem Willen des Gesetzgebers grundlegend überarbeitet und an die Entwicklung im Bereich der gesetzlichen Krankenversicherung und der dazu ergangenen Rechtsprechung angepasst werden.
>
> Seit dem 18. Juni 2008 liegt hierzu der Regierungsentwurf eines Jahressteuergesetzes 2009 (JStG 2009) vor, der zum 1. Januar 2009 in Kraft treten soll.
>
> Die Umsatzsteuerbefreiung heilkundlicher Leistungen soll insgesamt in § 4 Nr. 14 UStG geregelt werden. Die derzeit noch in § 4 Nr. 14 UStG und in § 4 16 UStG enthaltenen – getrennten – Vorschriften für den niedergelassenen Bereich bzw. den stationären und teilstationären Bereich sollen hierdurch in einer Vorschrift zusammengefasst werden, und zwar in § 4 Nr. 14 UStG (neue Fassung). Einzelne „neue Versorgungsformen" sollen dabei ausdrücklich gesetzlich geregelt werden.

Artikel 7
Änderung des Umsatzsteuergesetzes
§ 4 UStG
Steuerbefreiungen bei Lieferungen und sonstigen Leistungen

Von den unter § 1 Abs. 1 Nr. 1 fallenden Umsätzen sind steuerfrei: ...

14. a) Heilbehandlungen im Bereich der Humanmedizin, die im Rahmen der Ausübung der Tätigkeit als Arzt, Zahnarzt, Heilpraktiker, Physiotherapeut, Hebamme oder einer ähnlichen heilberuflichen

Tätigkeit durchgeführt werden; dies soll aber nicht gelten für die Lieferung oder Wiederherstellung von Zahnprothesen (aus Unterpositionen 9021 21 und 9021 2900 des Zolltarifs) und kieferorthopädischen Apparaten (aus Unterposition 9021 10 des Zolltarifs), soweit sie der Unternehmer in seinem Unternehmen hergestellt oder wiederhergestellt hat;
b) Krankenhausbehandlungen und ähnliche Heilbehandlungen einschließlich der Diagnostik, Befunderhebung, Vorsorge, Rehabilitation, Geburtshilfe und Hospizleistungen sowie damit eng verbundene Umsätze, die von Einrichtungen des öffentlichen Rechts erbracht werden. Die in Satz 1 bezeichneten Leistungen sollen auch steuerfrei sein, wenn sie von
    aa) zugelassenen Krankenhäusern nach § 108 SGB V,
    bb) Zentren für ärztliche Heilbehandlung und Diagnostik oder Befunderhebung, die an der vertragsärztlichen Versorgung nach § 95 SGB V teilnehmen oder für die Regelungen nach § 115 SGB V gelten,
    cc) Einrichtungen, mit denen Verträge nach § 34 SGB VII bestehen,
    dd) Einrichtungen, mit denen Versorgungsverträge nach den §§ 111 und 111a SGB V bestehen,
    ee) Rehabilitationseinrichtungen, mit denen Verträge nach § 21 SGB IX bestehen,
    ff) Einrichtungen zur Geburtshilfe, für die Verträge nach § 134a SGB V gelten, oder
    gg) Hospizen, mit denen Verträge nach § 39a Abs. 1 SGB V bestehen,
erbracht werden und es sich ihrer Art nach um Leistungen handelt, auf die sich die Zulassung, der Vertrag oder die Regelung nach SGB jeweils bezieht;
c) Leistungen nach den Buchstaben a und b, die von Einrichtungen nach § 140b Abs. 1 SGB V erbracht werden, mit denen Verträge zur integrierten Versorgung nach § 140a SGB V bestehen;
d) sonstige Leistungen von Gemeinschaften, deren Mitglieder Angehörige der in Buchstabe a bezeichneten Berufe oder Einrichtungen im Sinne des Buchstaben b sind, gegenüber ihren Mitgliedern, soweit diese Leistungen für unmittelbare Zwecke der Ausübung der

Tätigkeiten nach Buchstabe a oder b verwendet werden und die Gemeinschaft von ihren Mitgliedern lediglich die genaue Erstattung des jeweiligen Anteils an den gemeinsamen Kosten fordert.

2. Veröffentlichungen der Finanzbehörden

2.1 Integrierte Versorgung: Umsatzsteuerliche Behandlung Abschn. 93 Abs. 4 Umsatzsteuer-Richtlinien 2008

Managementgesellschaften – Träger, die nicht selbst Versorger sind, sondern eine Versorgung durch dazu berechtigte Leistungserbringer anbieten (§ 140b Abs. 1 Nr. 4 SGB V) –, denen im Rahmen eines mit einer Krankenkasse geschlossenen Vertrags zur integrierten Versorgung nach § 140a ff. SGB V die vollständige bzw. teilweise ambulante und/oder stationäre Versorgung der Mitglieder der Krankenkasse übertragen wird, erbringen gegenüber der Krankenkasse selbst Behandlungsleistungen, die unter den Voraussetzungen des § 4 Nr. 14 und/oder Nr. 16 UStG steuerfrei sind, soweit die beteiligten Leistungserbringer die jeweiligen Heilbehandlungsleistungen unmittelbar mit der Managementgesellschaft abrechnen.

Sofern in einem Vertrag zur integrierten Versorgung lediglich Steuerungs-, Koordinierungs- und/oder Managementaufgaben von der Krankenkasse auf die Managementgesellschaft übertragen werden, handelt es sich hierbei um die Auslagerung von Verwaltungsaufgaben; diese Leistungen der Managementgesellschaft gegenüber der Krankenkasse sind steuerpflichtig.

2.2 Integrierte Versorgung nach §§ 140a ff. SGB V: Gewerbliche Infizierung einer freiberuflichen Tätigkeit; Abgabe von Arzneien und Hilfsmitteln durch Ärzte als unselbständiger Teil der Heilbehandlung

Bayerisches Landesamt für Steuern, Erlass vom 20.04.2007, Az.: S 2240 – 21 St 32/St 33 (in: Steuer-Eildienst 2007, S. 378)

Die Abgabe von Arzneien und Hilfsmitteln gehört grundsätzlich zu den gewerblichen Tätigkeiten; denn diese Art der Tätigkeit entspricht nicht typischerweise dem Berufsbild eines Arztes. Der Arzt steht insoweit in Konkurrenz zu Apotheken und Sanitätshäusern.

Zudem dienen anders als bei der Abgabe von Impfstoffen (BMF-Schreiben vom 17. Februar 2000, IV C 2 - S 2246 – 5/00, DStR 2000 Seite 730) und dem Materialeinkauf (BMF-Schreiben vom 20. September 1999, IV C 2 – S 2246 - 20/99, DStR 1999 Seite 1814), die der Arzt zwangsläufig zur Ausübung seiner Tätigkeit benötigt, die Hilfsmittel allein dem Patienten.

Erbringt der Arzt im Rahmen der integrierten Versorgung nach §§ 140a ff. SGB V eine (Gesamt-) Leistung, übt er demnach eine gemischte Tätigkeit aus.

Bei einer Einzelpraxis sind die Einkünfte aus solchen Leistungen für die spätere Besteuerung getrennt nach den verschiedenen Einkunftsarten zu erfassen.

Bei Gemeinschaftspraxen führt dies hingegen zur gewerblichen Infizierung der gesamten Einkünfte nach § 15 Abs. 3 Nr. 1 EStG, wenn der Anteil der originär gewerblichen Tätigkeit mehr als 1,25% an den Gesamtumsätzen entspricht (vgl. BFH-Urteil vom 11. August 1999, BStBl 2000 II S. 229). Maßgebend sind dabei die tatsächlichen Verhältnisse im jeweiligen Einzelfall.

Solange sich die Tätigkeit des Arztes auf die reine medizinische Betreuung und Versorgung der Patienten beschränkt, das heißt ohne die Abgabe von Arzneien und Hilfsmittel, stellt sich auch im Rahmen der Integrierten Versorgung die Frage nach der Gewerblichkeit seiner Tätigkeit nicht. Der Arzt ist ausschließlich freiberuflich i.S.d. § 18 Abs. 1 Nr. 1 EStG tätig.

Wenn der Arzt im Rahmen der integrierten Versorgung beispielsweise Augenoperationen nur unter Verwendung von Implantaten – hier Linsen – und den für die Operation erforderlichen Medikamenten durchführen kann, liegt eine einheitliche Tätigkeit vor.

Die mit BMF-Schreiben vom 17. Februar 2000 a.a.O. zur Abgabe von Impfstoffen bekannt gegebenen Grundsätze sind in derartigen Fällen analog anzuwenden.

Zu einer gewerblichen Infizierung kommt es daher nicht.

Für den Fall, dass der Arzt die vom Patienten nach der Operation benötigten Medikamente oder Hilfsmittel (Sehhilfen) nicht mittels Rezept verordnet, sondern diese selbst aus Eigenbeständen an den Patienten abgibt, erzielt der Arzt insoweit jedoch gewerbliche Einkünfte.

2.3 Integrierte Versorgung nach §§ 140a ff. SGB V: Gewerbliche Infizierung der freiberuflichen Tätigkeit einer ärztlichen Gemeinschaftspraxis

OFD Münster, Kurzinformation Einkommensteuer Nr. 25/2006 vom 23.11.2006
(in: Der Betrieb 2006, S. 2661)

In den Fällen der integrierten Versorgung nach §§ 140a ff. SGB V werden zwischen dem Arzt und der Krankenkasse Verträge abgeschlossen, nach denen die Krankenkasse dem Arzt für die Behandlung der Patienten eine Fallpauschale zahlt.

Die Verträge über die integrierte Versorgung können sehr unterschiedlich ausgestaltet sein.

Die Frage der gewerblichen Infizierung der gesamten Einkünfte der Gemeinschaftspraxis nach § 15 Abs. 3 Nr. 1 EStG stellt sich nur in den Fällen, in denen die Fallpauschale auch gewerbliche Leistungen (z.B. die Abgabe von Arzneien und Hilfsmitteln) abdeckt.

Die zwischen Krankenkasse und Arzt vereinbarte Fallpauschale umfasst Vergütungen sowohl für freiberufliche (§ 18 EStG) als auch für gewerbliche (§ 15 EStG) Tätigkeiten.

Damit kommt es gem. § 15 Abs. 1 Nr. 3 EStG zu einer gewerblichen Infizierung der gesamten Tätigkeiten der Gemeinschaftspraxis, sofern die von der BFH-Rechtsprechung aufgestellte Geringfügigkeitsgrenze - 1,25%; vgl. BFH-Urteil vom 11.08.1999, BStBl. II 2000 S. 229 = DB 1999 S. 2495 – überschritten ist.

Für die Prüfung der Geringfügigkeitsgrenze ist der Anteil der Fallpauschalen, der auf die Abgabe von Arzneien und Hilfsmitteln entfällt, dem Gesamtumsatz der Gemeinschaftspraxis gegenüber zu stellen.

Dabei kann der Umsatz aus der Abgabe von Arzneien und Hilfsmitteln anhand der Einkaufspreise ermittelt werden, da aus deren Abgabe kein Gewinn erstrebt wird.

2.4 Umsatzsteuerliche Behandlung der Leistungen eines medizinischen Versorgungszentrums (§ 95 SGB V), einer Praxisklinik und einer Managementgesellschaft (§ 140b Abs. 1 Nr. 4 SGB V) sowie der Personal- und Sachmittelgestellung von Krankenhäusern an Chefärzte für das Betreiben einer eigenen Praxis im Krankenhaus

BMF-Schreiben vom 15.06.2006, Az.: IV A 6 – S 7170 – 39/0, BStBl 2006 Teil I, S. 405

Unter Bezugnahme auf die Ergebnisse der Erörterungen mit den obersten Finanzbehörden der Länder gilt zur umsatzsteuerlichen Behandlung der Leistungen eines medizinischen Versorgungszentrums (§ 95 SGB V), einer Praxisklinik und einer Managementgesellschaft (§ 140b Abs. 1 Nr. 4 SGB V) sowie der Personal- und Sachmittelgestellung von Krankenhäusern an Chefärzte für das Betreiben einer Praxis im Krankenhaus Folgendes:

Medizinisches Versorgungszentrum i.S.d. § 95 SGB V

Medizinische Versorgungszentren i.S.d. § 95 SGB V erbringen rechtsformunabhängig steuerfreie Leistungen i.S.d. § 4 Nr. 14 UStG; die an einem medizinischen Versorgungszentrum selbständig tätigen Ärzte erbringen ebenfalls steuerfreie Leistungen i.S.d. § 4 Nr. 14 UStG, auch wenn der Behandlungsvertrag zwischen dem Arzt und dem medizinischen Versorgungszentrum abgeschlossen wurde.

Praxisklinik

Heilbehandlungen einer Praxisklinik, der im Rahmen eines Modellvorhabens nach §§ 63 ff. SGB V bzw. aufgrund eines Vertrags zur Integrierten Versorgung gem. §§ 140a ff. SGB V die ambulante Versorgung der Mitglieder der Krankenkasse mit kurzzeitiger operativer Nachsorge im überwachten Bett übertragen wurde, sind unter den weiteren Voraussetzungen des § 4 Nr. 16 Buchstabe c UStG steuerfrei, sofern die Praxisklinik die Behandlung der Patienten mit angestellten Ärzten oder unter Einbindung selbständiger Ärzte im eigenen Namen erbringt.

Die Überlassung des Operationsbereichs und die damit verbundene Gestellung von medizinischem Hilfspersonal durch die Praxisklinik an selbständige Ärzte für deren ambulante Operationen im Rahmen einer Heilbehandlung ist als eng mit dem Betrieb der Einrichtung anzusehen und somit unter den weiteren Voraussetzungen des § 4 Nr. 16 Buchstabe c UStG ebenfalls steuerfrei, sofern ein therapeutischer Zweck im Vordergrund steht.

Managementgesellschaft i. S. d. § 140b Abs. 1 Nr. 4 SGB V (Träger, die nicht selbst Versorger sind, sondern eine Versorgung durch dazu berechtigte Leistungserbringer anbieten)

Managementgesellschaften, denen im Rahmen eines mit einer Krankenkasse geschlossenen Vertrags zur Integrierten Versorgung gem. § 140a ff. SGB V die vollständige bzw. teilweise ambulante und/oder stationäre Versorgung der Mitglieder der Krankenkasse unter vollständiger Budgetverantwortung übertragen wird, erbringen gegenüber der Krankenkasse eigene Behandlungsleistungen, die unter den Voraussetzungen des § 4 Nr. 14 und/oder Nr. 16 UStG steuerfrei sind.

Sofern in einem Vertrag zur Integrierten Versorgung lediglich Steuerungs-, Koordinierungs- und/oder Managementaufgaben von der Krankenkasse auf die Managementgesellschaft übertragen werden, handelt es sich hierbei um die Auslagerung von Verwaltungsaufgaben. Diese Leistungen der Managementgesellschaft gegenüber der Krankenkasse sind steuerpflichtig.

Personal- und Sachmittelgestellung von Krankenhäusern an Chefärzte für das Betreiben einer eigenen Praxis im Krankenhaus

Die entgeltliche Personal- und Sachmittelgestellung von Krankenhäusern an angestellte Chefärzte für das Betreiben einer eigenen Praxis im Krankenhaus stellt einen mit dem Betrieb eines Krankenhauses eng verbundenen Umsatz dar und ist somit unter den weiteren Voraussetzungen des § 4 Nr. 16 UStG steuerfrei.

Die getroffenen Entscheidungen sind in allen noch offenen Fällen anzuwenden; für Umsätze bis zum 30. Juni 2006 ist es nicht zu beanstanden, wenn der Unternehmer diese als steuerpflichtig behandelt hat.

2.5 Steuerliche Behandlung neuer Organisationsformen ärztlicher Betätigung; Abgrenzung der freiberuflichen von der gewerblichen Tätigkeit

OFD Frankfurt/M. vom 16.06.2008 – S 2246 A – 33 - St 210

Zur Zeit werden zwischen den Kostenträgern und der Ärzteschaft verschiedene neue Formen der ärztlichen Leistungserbringung vereinbart.

Das BMF hat in Abstimmung mit den obersten Finanzbehörden der Länder anhand von vorgelegten Musterverträgen geprüft, ob bei den nachfolgend genannten Formen der ärztlichen Leistungserbringung freiberufliche oder gewerbliche Einkünfte erzielt werden. Danach gilt Folgendes:
1. (...)
2. (...)
3. Integrierte Versorgung nach § 140a ff. SGB V

   In den Fällen der integrierten Versorgung werden zwischen dem Arzt und der Krankenkasse Verträge abgeschlossen, nach denen die Krankenkasse dem Arzt für die Behandlung der Patienten Fallpauschalen zahlt, die sowohl die medizinische Betreuung als auch die Abgabe von Arzneien und Hilfsmittel abdecken können. Für die Teilnahme an einem integrierten Versorgungsangebot erhalten die Versicherten meist spezielle Boni (zum Beispiel Wegfall der Krankenhauszuzahlung und der Praxisgebühr). Teilnehmenden Ärzten werden neben den Fallpauschalen teilweise zusätzliche Vergütungen gewährt.

   Die Abgabe von Arzneien und Hilfsmitteln im Rahmen der integrierten Versorgung führt nicht zu einer gewerblichen Infektion der Einkünfte, wenn sich die Abgabe von Medikamenten und/oder Hilfsmitteln derart bedingen, dass die Durchführung der ärztlichen Behandlung ansonsten nicht möglich wäre. In diesem Fall ist die Abgabe der Hilfsmittel oder Medikamente als ein unselbständiger Teil der Heilbehandlung zu beurteilen. Gleiches gilt für die Abgabe von Impfstoffen im Rahmen der Durchführung von Impfungen oder für den Einkauf von medizinischem Material zum Zwecke der Heilbehandlung.

4. (...)

D. Sonstige Rechtsbereiche

- Regelungen des Vergaberechts
- Gesellschaftsrecht bei der Wahl der Rechtsform der Leistungserbringer
- Kammer- und Heilberufsgesetze der Länder bei der Wahl der Rechtsform der Leistungserbringer
- Krankenhausgesetze der Länder bspw. bei der Nutzungsüberlassung von Krankenhauseinrichtungen
- Kommunales Recht bei öffentlichen Krankenhausträgern

X. Auszug aus den Gesetzesbegründungen

Gesetzentwurf eines Zweiten Gesetzes zur Neuordnung von Selbstverwaltung und Eigenverantwortung in der gesetzlichen Krankenversicherung (2. GKV-Neuordnungsgesetz – 2. GKV-NOG), BT-Drucksache 13/6087

Begründung Allgemeiner Teil, Seite 18 – Auszug:

Erweiterungen der Vertragsgestaltung

Das Gesetz ermöglicht der Selbstverwaltung darüber hinaus gegenüber dem geltenden Recht erweiterte Vertragsgestaltungen.

Die Krankenkassen und ihre Verbände können im Rahmen ihrer Aufgabenstellung zu Verbesserung der Qualität und Wirtschaftlichkeit der Versorgung neue Verfahren und Organisationsformen der Leistungserbringung sowie neue Leistungen der Krankenbehandlung und Pflege, der Rehabilitation und Prävention in zeitlich befristeten Modellvorhaben erproben. Dadurch wird die Innovationsfähigkeit des deutschen Gesundheitswesens und der sozialen Krankenversicherung entscheidend verbessert. Die Modellvorhaben sind wissenschaftlich zu begleiten, ihre Ergebnisse sind auszuwerten. Ziel und Ausgestaltung der Modellvorhaben haben die Krankenkassen in ihrer Satzung zu regeln. Die Teilnahme von Versicherten und Leistungserbringern an diesen Modellvorhaben ist freiwillig. Eine Erprobung medizinischer Verfahren, die von den Bundesausschüssen der Ärzte und Krankenkassen abgelehnt worden sind, ist nicht zulässig. Die Ergebnisse der wissenschaftlichen Bewertung von Modellvorhaben sind den Bundesausschüssen zur Verfügung zu stellen. Die Bundesausschüsse entscheiden über die Übernahme der erprobten medizinischen Verfahren in die Regelversorgung.

Gesetzentwurf eines Gesetzes zur Reform der gesetzlichen Krankenversicherung ab dem Jahr 2000 (GKV-Gesundheitsreform 2000) – BT-Drucksache 14/1245

Begründung Allgemeiner Teil, Seite 55f. – Auszug:

1. Verzahnung von ambulanter und stationärer Versorgung

Die Verbesserung der Kooperation zwischen den einzelnen Versorgungsbereichen wird erreicht durch:
- integrierte sektorenübergreifende Versorgungsverträge zwischen Krankenkassen und ihren bevollmächtigten Verbänden und Leistungserbringern bei freiwilliger Beteiligung der Versicherten; soweit die vertragsärztliche Versorgung betroffen ist, werden die Kassenärztlichen Vereinigungen auf der Grundlage einer zwischen Kassenärztlicher Bundesvereinigung und Spitzenverbänden zu schließenden Rahmenvereinbarung beteiligt, die Kassenärztlichen Vereinigungen können allerdings auch selbst Vertragspartner in integrierten Versorgungsformen werden,
- eine bedarfsabhängige Öffnung der Krankenhäuser für die Erbringung hochspezialisierter Leistungen auf der Grundlage eines entsprechenden Kataloges, den die Selbstverwaltungen auf Bundesebene vereinbart,
- eine Verbesserung der Möglichkeiten zur Vereinbarung differenzierter und versorgungsbedarfsgerechter Fristen für die vor- und nachstationäre Behandlung in Krankenhäusern durch Verträge zwischen den Krankenkassen und Krankenhausträgern im Benehmen mit den Kassenärztlichen Vereinigungen,
- die Erweiterung des Kataloges ambulant durchführbarer Operationen um stationsersetzende Eingriffe durch die gemeinsame Selbstverwaltung; die stationäre Erbringung solcher Leistungen wird auf medizinisch begründete Ausnahmen begrenzt und von einer vorherigen Zustimmung durch die Krankenkasse abhängig gemacht,
- die Notfallversorgung im Krankenhaus durch Vertragsärzte.

2. Stärkung der hausärztlichen Versorgung

Die „Lotsenfunktion" des Hausarztes wird gestärkt durch:
- eine Verbesserung der Kommunikation zwischen Hausärzten, Fachärzten und den anderen Leistungserbringern durch Erweiterung der

Auszug aus den Gesetzesbegründungen

   Dokumentationsbefugnisse des Hausarztes und zeitnahe Übermittlung von Befunden und Berichten,
   - die Sicherung eines angemessenen Honoraranteils für Hausärzte im Rahmen des Honorarverteilungsmaßstabs, der auf der Grundlage bundeseinheitlicher – zwischen den Spitzenverbänden der Krankenkassen und der Kassenärztlichen Bundesvereinigung vereinbarten – Kriterien festgesetzt wird,
   - die Fortsetzung der finanziellen Beteiligung der Krankenkassen an der Weiterbildung zum Allgemeinarzt,
   - Ermöglichung der Erprobung von finanziellen Anreizsystemen für den Versicherten beim Verzicht der Direktinanspruchnahme von Fachärzten durch die Krankenkassen in Modellvorhaben.
3. (...)

Gesetzentwurf eines Gesetzes zur Reform des Risikostrukturausgleichs in der gesetzlichen Krankenversicherung, BT-Drucksache 14/6432

Begründung Allgemeiner Teil, Seite 10 – Auszug

Mit der gezielten Förderung von strukturierten Behandlungsprogrammen bei chronischen Krankheiten (Disease-Management-Programme) für bestimmte chronische Erkrankungen ab dem Jahr 2002 wird der Orientierung des Wettbewerbs auf eine Verbesserung der Versorgungsqualität ein entscheidender Anschub gegeben. Den Krankenkassen werden für diejenigen chronisch kranken Versicherten, die in qualitätsgesicherten Disease-Management-Programmen eingeschrieben sind, im Risikostrukturausgleich erhöhte standardisierte Ausgaben zugeschrieben. Damit wird erstmals dafür Sorge getragen, dass den Krankenkassen, die sich um eine gezielte Verbesserung der Versorgung ihrer chronisch Kranken bemühen, kein finanzieller Nachteil entsteht, sondern sie im Vergleich zum Status quo deutlich besser gestellt werden. Die solidarische Finanzierung über den Risikostrukturausgleich setzt dabei voraus, dass die geförderten Programme harten Qualitätsanforderungen genügen, sie evaluiert und bundesweit einheitlich durch eine neutrale Stelle zugelassen werden. Ebenso ist durch das Verfahren sicherzustellen, dass nur diejenigen Kranken, auf die das jeweilige Programm zielt, Zugang hierzu erhalten. Die Durchführung der strukturierten Behandlungsprogramme bei chronischen Krankheiten wird zwischen den Krankenkassen bzw. ihren Verbänden und den im Vierten Kapitel genannten Leistungserbringern auf der Grundlage einer vom Bundesversicherungsamt für Disease-Management-Programme erteilten bzw. verlängerten Zulassung nach § 137g SGB V vereinbart. Die Vereinbarung bezieht sich auf die nach dem jeweiligen Versorgungsauftrag zu erbringenden Leistungen sowie darauf, die sektorenübergreifende Koordinierung von verschiedenen Leistungserbringern sicherzustellen. Für die vertraglichen Vereinbarungen stehen sämtliche im Vierten Kapitel geregelten Vertragstypen zur Verfügung, einschließlich der Vorschriften über die integrierte Versorgung (§§ 140a ff. SGB V).

Auszug aus den Gesetzesbegründungen

Gesetzentwurf eines Gesetzes zur Modernisierung der gesetzlichen Krankenversicherung (GKV-Modernisierungsgesetzes – GMG), BT-Drucksache 15/1525,

Begründung Allgemeiner Teil, Seite 74 – Auszug

Weiterentwicklung der Versorgungsstrukturen

Die Überwindung sektoraler Grenzen bei der medizinischen Versorgung ist ein weiteres wesentliches Ziel der Reform. Deshalb wird ein Wettbewerb zwischen verschiedenen Versorgungsformen ermöglicht mit dem Ziel, dass Patienten jeweils in der ihren Erfordernissen am besten entsprechenden Versorgungsform versorgt werden können. Ein Wettbewerb zwischen unterschiedlichen Versorgungsformen beschleunigt zudem Innovationen und ermöglicht es, Effizienzreserven zu erschließen.

Die Maßnahmen sehen konkret vor:
- Künftig werden medizinische Versorgungszentren zugelassen. Diese Einrichtungen zeichnen sich durch eine interdisziplinäre Zusammenarbeit von ärztlichen und nichtärztlichen Heilberufen aus, die den Patienten eine Versorgung aus einer Hand anbieten. Medizinische Versorgungszentren müssen unternehmerisch geführt und von zugelassenen Leistungserbringern gebildet werden. Dabei können Freiberufler und Angestellte in diesen Zentren tätig sein. Die medizinischen Versorgungszentren werden – wie niedergelassene Ärzte – im Rahmen der vertragsärztlichen Bedarfsplanung zugelassen. Damit angestellten Ärztinnen und Ärzten von medizinischen Versorgungszentren der Weg in die eigene Niederlassung nicht erschwert oder verbaut wird, ist die Zulassung nach fünf Jahren für eine eigene freiberufliche Tätigkeit nutzbar.
- Die Krankenkassen werden verpflichtet, flächendeckend hausärztlich zentrierte Versorgungsformen anzubieten. Hierzu bekommen die Kassen in Direktverträgen mit einzelnen Hausärzten oder mit Gemeinschaften von Hausärzten Gestaltungsspielraum zur Ausgestaltung des Versorgungsgeschehens. Für Versicherte ist die Teilnahme an hausarztzentrierten Versorgungsformen freiwillig.
- Die Krankenkassen können auf der Grundlage von Gesamtverträgen auch mit einzelnen Vertragsärzten Versorgungsverträge abschließen, deren Durchführung besondere qualitative oder organisato-

rische Anforderungen an die Vertragsärzte stellt. Vergütungen für diese Versorgungsformen können auch zusätzlich zur Gesamtvergütung gezahlt werden; hierüber befinden die Vertragspartner in den Gesamtverträgen. Eine entsprechende Regelung gilt auch für die Vergütung in hausarztzentrierten Versorgungsformen.
- Die integrierte Versorgung wird weiterentwickelt. Juristische und ökonomische Hemmnisse werden beseitigt. Um zusätzliche Anreize zur Vereinbarung integrierter Versorgungsverträge zu geben, stehen zwischen 2004 und 2006 bis zu 1 % der jeweiligen Gesamtvergütung und der Krankenhausvergütungen in den KV-Bezirken zur Anschubfinanzierung zur Verfügung. Apotheken können in die integrierte Versorgung einbezogen werden. Die vertragsärztlichen Leistungsverpflichtungen werden in diesen Fällen außerhalb des Sicherstellungsauftrages der Kassenärztlichen Vereinigungen erfüllt. Krankenkassen können entsprechende Verträge auch mit medizinischen Versorgungszentren abschließen.
- Für bestimmte Indikationen und hochspezialisierte Leistungen und schwerwiegende Erkrankungen erfolgt eine Teilöffnung der Krankenhäuser zur ambulanten Versorgung. Im Rahmen von strukturierten Behandlungsprogrammen (DMP) können Krankenhäuser für die ambulante Behandlung geöffnet werden. Eine Teilöffnung zur ambulanten Versorgung kann ferner bei Unterversorgung in dem entsprechenden Fachgebiet erfolgen, solange die Kassenärztliche Vereinigung ihren Sicherstellungsauftrag nicht erfüllt.

> Auszug aus den Gesetzesbegründungen

Gesetzentwurf eines Gesetzes zur Stärkung des Wettbewerbs in der gesetzlichen Krankenversicherung (GKV-Wettbewerbsstärkungsgesetz – GKV-WSG), BT-Drucksache 16/3100

Begründung Allgemeiner Teil, Seite 86 ff. – Auszug

Mehr Wettbewerb der Leistungserbringer durch größere Vertragsfreiheit für Krankenkassen

Der Wettbewerb innerhalb der gesetzlichen Krankenversicherung wird weiter intensiviert. Qualität und Effizienz der medizinischen Versorgung werden so deutlich verbessert. Stärker als bisher wird sich die medizinische Versorgung künftig am Bedarf und an den Interessen der Versicherten orientieren und darauf ausgerichtet sein, heute noch bestehende Schnittstellenprobleme zu beseitigen. Die ambulante Versorgung stützt sich weiterhin auf freiberuflich tätige Haus- und Fachärzte sowie in besonderen Fällen auf die Behandlung am Krankenhaus. Im Interesse einer kontinuierlichen Behandlung der Patienten werden die Zusammenarbeit der verschiedenen Arztgruppen und die Zusammenarbeit zwischen ambulantem und stationärem Sektor verbessert, die Übergänge erleichtert und die Qualität der medizinischen Versorgung verbessert. Hierzu können die Krankenkassen stärker als bisher – unter Wahrung des Schutzes vor Diskriminierung und Missbrauch – Einzelverträge abschließen und besondere Vereinbarungen treffen. Mit Blick auf die damit gewollte Intensivierung des Wettbewerbs innerhalb der GKV wird dafür Sorge zu tragen sein, dass ein adäquater wettbewerbsrechtlicher Rahmen zum Schutz vor Diskriminierung und Missbrauch marktbeherrschender Stellungen greift, der sowohl den Leistungserbringern als auch den Krankenkassen Schutz vor Diskriminierung und Missbrauch einer marktbeherrschenden Stellung bietet. Für Einzelverträge sind insbesondere folgende Regelungen vorgesehen:

- Künftig können Krankenkassen in erweitertem Umfang mit Ärzten besondere Vereinbarungen treffen, die von der kollektivvertraglichen Versorgung abweichen oder darüber hinausgehen. Kassen können solche Verträge allein oder in Kooperation mit anderen Kassen aushandeln. Ärzte können einzeln oder als Gruppe Vertragspartner sein. Vertragspartner können auch Managementgesellschaften sein, wie in der integrierten Versorgung bereits vorher möglich. Das Wettbewerbsfeld der Einzelverträge umfasst die hausarztzentrierte Versorgung, die gesamte ambulante ärztliche Versorgung sowie

auch einzelne Bereiche der ambulanten Versorgung (besondere Versorgungsaufträge).
- Die integrierte Versorgung als Instrument zur besseren Verzahnung zwischen verschiedenen Leistungsbereichen und unterschiedlichen Heilberufen wird fortgeführt und künftig insbesondere im Hinblick auf eine bevölkerungsbezogene Flächendeckung ausgebaut. Bis zum Inkrafttreten eines neuen Vergütungssystems im ambulanten Bereich wird die Anschubfinanzierung verlängert. Die Pflege wird in die integrierte Versorgung eingebunden. Krankenhäuser können künftig – ohne an weitere Voraussetzungen gebunden zu sein – im Rahmen der integrierten Versorgung hochspezialisierte Leistungen nach § 116b SGB V ambulant erbringen.
- Die ambulante Erbringung hochspezialisierter Leistungen, zur Behandlung seltener Erkrankungen und von Erkrankungen mit besonderen Krankheitsverläufen wird darüber hinaus durch die Einführung eines Zulassungsverfahrens durch die Länder vorangetrieben.

Diese Maßnahmen bilden zusammen mit der Einführung eines neuen Vergütungssystems und den im Vertragsarztrechtsänderungsgesetz vorgesehenen Regelungen zur Flexibilisierung und Liberalisierung des Vertragsarztrechts die Grundlage dafür, die Bedarfszulassung im Sinne von Zulassungssperren zu einem späteren Zeitpunkt abzulösen und künftig auf eine Versorgungsplanung zu konzentrieren, die auch sektorenübergreifend sein sollte.

> Auszug aus den Gesetzesbegründungen

Regierungsentwurf eines Jahressteuergesetzes 2009 (JStG 2009) vom 18. Juni 2008

Begründung – Auszug

Zu Nummer 2 (§ 4)

Zu Buchstabe b (Nummer 14)

Nach Artikel 132 Abs. 1 Buchstabe b der Richtlinie 2006/112/EG des Rates vom 28. November 2006 über das gemeinsame Mehrwertsteuersystem – Mehrwertsteuer-Systemrichtlinie (MwStSystRL) – befreien die Mitgliedstaaten der Europäischen Union von der Mehrwertsteuer „Krankenhausbehandlungen und ärztliche Heilbehandlungen sowie damit eng verbundene Umsätze, die von Einrichtungen des öffentlichen Rechts oder unter Bedingungen, welche mit den Bedingungen für diese Einrichtungen in sozialer Hinsicht vergleichbar sind, von Krankenanstalten, Zentren für ärztliche Heilbehandlungen und Diagnostik und anderen ordnungsgemäß anerkannten Einrichtungen gleicher Art durchgeführt beziehungsweise bewirkt werden".

Zudem sind nach Artikel 132 Abs. 1 Buchstabe c MwStSystRL „Heilbehandlungen im Bereich der Humanmedizin, die im Rahmen der Ausübung der von dem betreffenden Mitgliedstaat definierten ärztlichen oder arztähnlichen Berufe durchgeführt werden", von der Mehrwertsteuer befreit.

Unter den Begriff „ärztliche Heilbehandlung" des Artikels 132 Abs. 1 Buchstabe b MwStSystRL fallende Leistungen müssen, ebenso wie Leistungen, die unter den Begriff „Heilbehandlungen im Bereich der Humanmedizin" in Absatz 1 Buchstabe c fallen, entsprechend der Rechtsprechung des EuGH der Vorbeugung, Diagnose, Behandlung und, so weit wie möglich, der Heilung von Krankheiten oder Gesundheitsstörungen dienen (vgl. Urteile vom 6. November 2003, C-45/01 - Dornier -, EuGHE I, S. 12911, Rz. 48, sowie vom 20. November 2003, C-307/01 - Peter d'Ambrumenil und Dispute Resolution Services -, EuGHE I S. 13989).

Kriterium für die Abgrenzung des Anwendungsbereichs der beiden Befreiungstatbestände in Artikel 132 Abs. 1 Buchstabe b und Buchstabe c MwStSystRL ist weniger die Art der Leistung als vielmehr der Ort ihrer Erbringung. Der EuGH hat festgestellt, dass solche Leistungen nach Artikel 132 Abs. 1 Buchstabe b MwStSystRL von der Mehrwertsteuer zu befreien sind, die aus einer Gesamtheit von ärztlichen Heilbehandlungen in Einrichtungen mit sozialer Zweckbestimmung wie der des Schutzes der menschlichen Gesundheit bestehen, während Buchstabe c auf Leistungen anwendbar ist, die außerhalb von Krankenhäusern oder ähnlichen Einrichtungen im Rahmen eines persönlichen Vertrauensverhältnisses zwischen Patienten und Behandelndem, z. B. in den Praxisräumen des Behandelnden, in der Wohnung des Patienten oder einem anderen Ort erbracht werden (vgl. EuGH-Urteil vom 6. November 2003, C-45/01, a. a. O., Rz. 47).

Eine Umsetzung dieser Befreiungsvorschriften ist im nationalen Umsatzsteuerrecht in § 4 Nr. 14 sowie Nr. 16 Buchstabe a bis c UStG enthalten. Diese nationalen Befreiungsvorschriften sollen im Lichte der Entwicklung im Bereich des Gesundheitswesens und der dazu ergangenen Rechtsprechung der Finanzgerichtsbarkeit unter „Bündelung" in dem vorgeschlagenen neuen § 4 Nr. 14 UStG weiterentwickelt werden.

Die bisherige Steuerbefreiung im § 4 Nr. 14 UStG soll – unter Übernahme der Terminologie des Artikels 132 Abs. 1 Buchstabe c MwStSystRL – in dem neuen § 4 Nr. 14 Buchstabe a UStG fortgeführt werden. Der Kreis der ausdrücklich aufgeführten ärztlichen und arztähnlichen Berufe bleibt grundsätzlich unverändert; ausgeklammert aus der Befreiungsvorschrift des Buchstaben a wird aber ausdrücklich die Tätigkeit als klinischer Chemiker. Da dessen Leistungen nicht auf einem persönlichen Vertrauensverhältnis zwischen Patienten und behandelnder Person beruhen, werden diese von dem neuen Buchstaben b Satz 2 Doppelbuchstabe cc mit erfasst. Die vorgesehene Streichung des bisherigen Klammerzusatzes „Krankengymnast" bedeutet keine inhaltliche Änderung; dieser klarstellende Zusatz ist entbehrlich. Ferner wird die bisherige Steuerbefreiung nach § 4 Nr. 14 Satz 2 UStG für sonstige Leistungen von Gemeinschaften an ihre Mitglieder in den neuen § 4 Nr. 14 Buchstabe d UStG übernommen.

Der Befreiung der Leistungen nach Buchstabe a steht nicht entgegen, wenn diese im Rahmen von Verträgen der hausarztzentrierten Versorgung nach § 73b des Fünften Buches Sozialgesetzbuch (SGB V – Gesetzliche Krankenversicherung) oder der besonderen ambulanten ärztlichen Versorgung nach § 73c SGB V bzw. nach anderen sozialrechtlichen Vorschriften erbracht werden.

Der bisherige § 4 Nr. 14 Satz 3 UStG, wonach die Umsätze eines Arztes aus dem Betrieb eines Krankenhauses mit Ausnahme der ärztlichen Leistungen nur steuerfrei sind, wenn die bislang in Nummer 16 Buchstabe b des § 4 UStG bezeichneten Voraussetzungen erfüllt sind, entfällt; die Leistungen eines Arztes

Auszug aus den Gesetzesbegründungen

aus dem Betrieb eines Krankenhauses oder einer anderen Einrichtung i. S. d. neuen § 4 Nr. 14 Buchstabe b UStG sind auch hinsichtlich der ärztlichen Leistungen nur dann umsatzsteuerfrei, wenn die dort bezeichneten Voraussetzungen erfüllt sind (vgl. hierzu BFH-Urteil vom 18. März 2004, V R 53/00, BStBl II S. 677 m. w. N.).

Auf die Ausführung im bisherigen § 4 Nr. 14 Satz 4 UStG, dass die Steuerbefreiung nicht für die Umsätze aus der Tätigkeit als Tierarzt gilt, wird verzichtet, da entsprechend dem Wortlaut des Artikels 132 Abs. 1 Buchstabe c MwStSystRL in dem neuen § 4 Nr. 14 Buchstabe a UStG ausdrücklich nur die Heilbehandlungen im Bereich der Humanmedizin steuerfrei gestellt werden. Dass tierärztliche Leistungen nicht unter diese Befreiungsvorschrift fallen, entspricht auch gefestigter Rechtsprechung (vgl. EuGH-Urteil vom 24. Mai 1988, 122/87 - Kommission / Italien -, EuGHE S. 2685).

Unter Übernahme der Terminologie des Artikels 132 Abs. 1 Buchstabe b MwStSystRL, wonach Krankenhausbehandlungen und ärztliche Heilbehandlungen von der Steuer zu befreien sind, werden die bislang in § 4 Nr. 16 Buchstabe a bis c UStG enthaltenen Steuerbefreiungsvorschriften in dem neuen § 4 Nr. 14 Buchstabe b UStG weiterentwickelt und zusammengefasst. Zur Klarstellung werden in Anlehnung an die im SGB definierten Leistungen auch diejenigen der Geburtshilfe, Diagnostik, Vorsorge, Rehabilitation und die Hospizleistungen ausdrücklich erwähnt.

Diese Leistungen – einschließlich der damit eng verbundenen Umsätze – sind von der Umsatzsteuer befreit, wenn sie nach Satz 1 von Einrichtungen des öffentlichen Rechts oder den in Satz 2 bezeichneten Einrichtungen des privaten Rechts erbracht werden; nach gefestigter Rechtsprechung des EuGH umfasst der Begriff „Einrichtungen" auch natürliche Personen.

Die Leistungen sind sowohl im Bereich gesetzlicher Versicherungen steuerfrei, als auch dann, wenn kein oder ein privater Versicherungsschutz besteht. Um auszuschließen, dass eine Einrichtung nach Satz 2 die Steuerbefreiung für einrichtungsfremde Leistungen in Anspruch nimmt, wird die Steuerbefreiung jeweils auf den Bereich der Zulassung, des Vertrages bzw. der Regelung nach SGB beschränkt. Dies bedeutet z. B., dass eine Einrichtung, mit der ein Versorgungsvertrag nach § 111 SGB V besteht, keine steuerfreien Krankenhausbehandlungen erbringen kann, wenn sie nicht auch über eine Zulassung nach § 108 SGB V verfügt.

In § 4 Nr. 14 Buchstabe b Satz 1 UStG wird die bisherige Befreiung des § 4 Nr. 16 Buchstabe a UStG für die von juristischen Personen des öffentlichen Rechts betriebenen Einrichtungen fortgeführt. Hierunter fallen regelmäßig auch die Krankenhäuser des Maßregelvollzugs.

Als andere ordnungsgemäß anerkannte Einrichtungen gleicher Art i. S. d. Artikels 132 Abs. 1 Buchstabe b MwStSystRL werden die Einrichtungen gemäß § 4 Nr. 14 Buchstabe b Satz 2 UStG bestimmt. Bei dieser Anerkennung wird auf den jeweiligen Regelungsgehalt des SGB abgestellt. Durch den Verzicht, die Steuerbefreiung von jährlich nachzuweisenden bestimmten, einrichtungsbezogenen „Sozialkriterien" abhängig zu machen, wird nicht nur ein wichtiger Beitrag zum Bürokratieabbau geleistet, sondern auch der jüngsten Entwicklung der Rechtsprechung Rechnung getragen. Danach erfordert es der gemeinschaftsrechtliche Grundsatz der steuerlichen Neutralität, dass für alle Kategorien privatrechtlicher Einrichtungen, die in Artikel 132 Abs. 1 Buchstabe b MwStSystRL genannt sind, in Bezug auf die Erbringung vergleichbarer Leistungen die gleichen Bedingungen für ihre Anerkennung gelten.

Als Einrichtung anerkannt werden gemäß § 4 Nr. 14 Buchstabe b Satz 2 Doppelbuchstabe aa UStG die zugelassenen Krankenhäuser nach § 108 SGB V, somit

1. Krankenhäuser, die nach den landesrechtlichen Vorschriften als Hochschulklinik anerkannt sind
2. Krankenhäuser, die in den Krankenhausplan eines Landes aufgenommen sind (Plankrankenhäuser), sowie
3. Krankenhäuser, die einen Versorgungsvertrag mit den Landesverbänden der Krankenkassen und den Verbänden der Ersatzkassen abgeschlossen haben.

Krankenhäuser, die nicht von juristischen Personen des öffentlichen Rechts betrieben werden und die nicht nach § 108 SGB V zugelassen sind, sind mit ihren in § 4 Nr. 14 Buchstabe b Satz 1 UStG genannten Leistungen steuerpflichtig, also auch mit ihren in einer Vielzahl sonstiger Krankenhausleistungen eingebetteten ärztlichen Heilbehandlungsleistungen (vgl. BFH-Urteil vom 18. März 2004, a.a.O.). Insoweit ergibt sich kein Unterschied zu den Buchstaben b und c des bisherigen § 4 Nr. 16 UStG, bei denen die Nichterfüllung der dort benannten „Sozialkriterien" ebenfalls die Steuerpflicht ihrer Leistungen zur Folge hat.

Durch den Doppelbuchstaben bb werden die Zentren der ärztlichen – auch zahnärztlichen – Heilbehandlung und Diagnostik oder Befunderhebung, die an der vertragsärztlichen Versorgung nach § 95 SGB V teilnehmen oder für

Auszug aus den Gesetzesbegründungen

die Regelungen nach § 115 SGB V gelten, als steuerbegünstigte Einrichtungen anerkannt. Unter diese Befreiungsvorschrift können, unabhängig von ihrer Rechtsform, z. B. medizinische Versorgungszentren, Einrichtungen von Laborärzten oder klinischen Chemikern sowie Praxiskliniken fallen. Außerdem werden hiervon alle Einrichtungen des Vierten Abschnitts des Vierten Kapitels des SGB V erfasst, für die eine Regelung nach § 115 SGBV gilt, somit z. B. auch Hochschulambulanzen nach § 117 SGB V, Psychiatrische Institutsambulanzen nach § 118 SGB V und Sozialpädiatrische Zentren nach § 119 SGB V.

Gemäß Doppelbuchstabe cc werden die Einrichtungen erfasst, mit denen die Unfallversicherungsträger Verträge über die Durchführung von Heilbehandlungen nach § 34 des Siebten Buches Sozialgesetzbuch (SGB VII – Gesetzliche Unfallversicherung) abgeschlossen haben.

Gemäß Doppelbuchstabe dd werden die Einrichtungen erfasst, mit denen Versorgungsverträge nach den §§ 111 und 111a SGB V bestehen, also Versorgungsverträge mit Vorsorge- oder Rehabilitationseinrichtungen bzw. Versorgungsverträge mit Einrichtungen des Müttergenesungswerks oder gleichartigen Einrichtungen.

Außerdem werden gemäß Doppelbuchstabe ee medizinische Rehabilitationseinrichtungen erfasst, mit denen Verträge nach § 21 des Neunten Buches Sozialgesetzbuch (SGB IX – Rehabilitation und Teilhabe behinderter Menschen) bestehen.

Gemäß Doppelbuchstabe ff werden die Einrichtungen zur Geburtshilfe erfasst, für die Verträge nach § 134a SBG V gelten. Die Steuerbefreiung umfasst auch die Leistungen der stationären Geburtshilfe, unabhängig von einer sozialversicherungsrechtlichen Abrechnungsfähigkeit dieser Leistungen.

Durch die Aufnahme von Hospizen im Doppelbuchstaben gg, mit denen Verträge nach § 39a Abs. 1 SGB V bestehen, werden deren stationäre Hospizleistungen steuerfrei gestellt. Ambulante Hospizleistungen, die unter den neuen § 4 Nr. 14 Buchstabe a UStG fallen, sind nach dieser Vorschrift von der Umsatzsteuer befreit.

In § 4 Nr. 14 Buchstabe c UStG werden Leistungen von Einrichtungen nach § 140b Abs. 1 SGB V erfasst, mit denen Verträge zur integrierten Versorgung nach § 140a SGB V bestehen. Danach sind steuerfrei z. B. die Leistungen von Managementgesellschaften – Träger, die nicht selbst Versorger sind, sondern eine Versorgung durch dazu berechtigte Leistungserbringer anbieten (§ 140b

Abs. 1 Nr. 4 SGB V) –, denen im Rahmen eines mit einer Krankenkasse geschlossenen Vertrages zur integrierten Versorgung nach §§ 140a ff. SGB V die vollständige bzw. teilweise ambulante und/oder stationäre Versorgung der Mitglieder der Krankenkasse übertragen wird. Sofern in einem Vertrag zur integrierten Versorgung lediglich Steuerungs-, Koordinierungs- und/oder Managementaufgaben von der Krankenkasse auf die Managementgesellschaft übertragen werden, handelt es sich hierbei um die Auslagerung von Verwaltungsaufgaben; diese Leistungen der Managementgesellschaft gegenüber der Krankenkasse sind weiterhin steuerpflichtig.

In § 4 Nr. 14 Buchstabe d UStG wird die auf Artikel 132 Abs. 1 Buchstabe f MwStSystRL beruhende Steuerbefreiung des bisherigen § 4 Nr. 14 Satz 2 UStG fortgeführt. Sie wird jetzt auch auf die Einrichtungen des neuen § 4 Nr. 14 Buchstabe b UStG ausgedehnt, wobei die ergänzenden EG-rechtlichen Vorgaben ausdrücklich benannt werden.

Steuerbefreit werden die sonstigen Leistungen von Gemeinschaften, deren Mitglieder Angehörige der in § 4 Nr. 14 Buchstabe a UStG bezeichneten Berufe oder Einrichtungen i. S. d. § 4 Nr. 14 Buchstabe b UStG sind, gegenüber ihren Mitgliedern, soweit diese Leistungen für unmittelbare Zwecke der Ausübung der Tätigkeit nach Buchstabe a oder b verwendet werden und die Gemeinschaft von ihren Mitgliedern lediglich die genaue Erstattung des jeweiligen Anteils an den gemeinsamen Kosten fordert.

Die Vorschrift wird also dahingehend erweitert, dass nicht nur die Leistungen der Zusammenschlüsse von Ärzten oder Angehörigen arztähnlicher Berufe an ihre Mitglieder befreit werden, sondern auch die Leistungen an Mitglieder der Zusammenschlüsse von Einrichtungen i. S. d. § 4 Nr. 14 Buchstabe b UStG (z. B. Krankenhäuser) sowie von Angehörigen der in § 4 Nr. 14 Buchstabe a UStG bezeichneten Berufe und Einrichtungen i. S. d. § 4 Nr. 14 Buchstabe b UStG (z. B. Ärzte und Krankenhäuser). Hiermit soll dem Strukturwandel im Bereich des Gesundheitswesens und dem Ziel der Kostendämpfung Rechnung getragen werden.

Ausdrücklich klargestellt wird aber entsprechend der zwingenden EG-rechtlichen Vorgabe in Artikel 132 Abs. 1 Buchstabe f MwStSystRL, dass diese Steuerbefreiung nur in Betracht kommt, wenn die Gemeinschaft von ihren Mitgliedern lediglich die genaue Erstattung des jeweiligen Anteils an den gemeinsamen Kosten fordert.

Auszug aus den Gesetzesbegründungen

Hinzu kommt: Die Befreiung darf entsprechend dem letzten Teilsatz in Artikel 132 Abs. 1 Buchstabe f MwStSystRL nicht zu einer Wettbewerbsverzerrung führen. Sie kann sich deshalb entsprechend dem bisherigen Rechtsverständnis (vgl. hierzu auch Abschnitt 94 der Umsatzsteuer-Richtlinien 2008) nur auf die sonstigen Leistungen der ärztlichen Praxis- und Apparategemeinschaften beziehen, nicht aber auf Fälle, in denen eine Gemeinschaft für ihre Mitglieder z. B. die Buchführung, die Rechtsberatung oder die Tätigkeit einer ärztlichen Verrechnungsstelle übernimmt.

Zu Buchstabe c (Nummer 16)

Es handelt sich um eine Folgeänderung auf Grund der Neufassung des § 4 Nr. 14 UStG, in welcher die bisherigen Steuerbefreiungen für Heilbehandlungsleistungen (bisher § 4 Nr. 14 und § 4 Nr. 16 Buchstabe a bis c UStG) zusammengefasst werden.

Die Änderungen von § 4 Nr. 14 und 16 UStG treten am 1. Januar 2009 in Kraft.

XI. Register der Gesetze und Verordnungen

Ärzte-ZV	**Zulassungsverordnung für Vertragsärzte (Ärzte-ZV)** vom 28. Mai 1957 (BGBl I, S. 572, 608), Stand: zuletzt geändert durch Artikel 13 des Gesetzes zur strukturellen Weiterentwicklung der Pflegeversicherung vom 28. Mai 2008 (BGBl. I S. 874)
ApoG	**Gesetz über das Apothekenwesen (Apothekengesetz – ApoG)** vom 15. Oktober 1980 (BGBl. I S. 1993), Stand: zuletzt geändert durch Artikel 16a des Gesetzes zur strukturellen Weiterentwicklung der Pflegeversicherung vom 28. Mai 2008 (BGBl. I S. 874)
BMV-Ä	**Bundesmantelvertrag Ärzte** in der am 1. Juli 2008 in Kraft getretenen Fassung
BPflV	**Verordnung zur Regelung der Krankenhauspflegesätze (Bundespflegesatzverordnung – BPflV)** vom 26. September 1994 (BGBl. I S. 2750), Stand: zuletzt geändert durch Artikel 24 des Gesetzes vom 20. April 2007 (BGBl. I S. 554)
EKV	**Bundesmantelvertrag Ärzte/Ersatzkassen** in der am 1. Juli 2008 in Kraft getretenen Fassung
GBA-Richtlinie § 116b SGB V	**Richtlinie des Gemeinsamen Bundesausschusses über die ambulante Behandlung im Krankenhaus nach § 116b SGB V** in der Fassung vom 18. Oktober 2005 (BAnz. Nr. 7 S. 88); Stand: zuletzt geändert am 21. Februar 2008 (BAnz. Nr. 65 S. 1532); in Kraft getreten am 30. April 2008
JStG 2009	**Regierungsentwurf eines Jahressteuergesetzes 2009 vom 18. Juni 2008**

KHEntgG	**Gesetz über die Entgelte für voll- und teilstationäre Krankenhausleistungen (Krankenhausentgeltgesetz – KHEntgG)** vom 23. April 2002 (BGBl. I S. 1412, 1422) Stand: zuletzt geändert durch Artikel 19 des Gesetzes zur Stärkung des Wettbewerbs in der gesetzlichen Krankenversicherung vom 26. März 2007 (BGBl. I S. 378)
SGB V	**Sozialgesetzbuch Fünftes Buch (SGB V)** **Gesetzliche Krankenversicherung** vom 20. Dezember 1988, BGBl. I S. 2477), Stand: zuletzt geändert durch Artikel 6 des Gesetzes zur strukturellen Weiterentwicklung der Pflegeversicherung vom 28. Mai 2008 (BGBI. I S. 874)
SGB XI	**Sozialgesetzbuch Elftes Buch (SGB XI) Soziale Pflegeversicherung** vom 26. Mai 1994 (BGBl. I S. 1014), Stand: zuletzt geändert durch Artikel 1 und 2 des Gesetzes zur strukturellen Weiterentwicklung der Pflegeversicherung vom 28. Mai 2008 (BGBI. I S. 874)
RSAV	**Verordnung über das Verfahren zum Risikostrukturausgleich in der gesetzlichen Krankenversicherung (Risikostruktur-Ausgleichs-Verordnung – RSAV)** vom 03.01.1994 (BGBl. I S. 55), Stand: zuletzt geändert durch die Siebzehnte Verordnung zur Änderung der Risikostruktur-Ausgleichsversordnung 26. März 2008 (BGBl. I S. 468)
UStG	**Umsatzsteuergesetz** in der Fassung und Bekanntgabe vom 21. Mai 2005 (BGBl. I S. 386) Stand: zuletzt geändert durch das Jahressteuergesetz 2008 vom 20. Dezember 2007 (BGBl. I S. 3150)

XII. Verzeichnis der Bearbeiter

Susanne Renzewitz

Rechtsanwältin
Prokuristin im Fachbereich Gesundheit und Soziales
BDO Deutsche Warentreuhand
Aktiengesellschaft
Wirtschaftsprüfungsgesellschaft
Konrad-Adenauer-Ufer 79-81
50668 Köln
susanne.renzewitz@bdo.de

Ralf Klaßmann

Wirtschaftsprüfer
Steuerberater
Partner sowie Leiter des Fachbereichs Gesundheit und Soziales
BDO Deutsche Warentreuhand
Aktiengesellschaft
Wirtschaftsprüfungsgesellschaft
Konrad-Adenauer-Ufer 79-81
50668 Köln
ralf.klassmann@bdo.de